DE QUELQUES SYMPTOMES COMMUNS

AU

# RHUMATISME CHRONIQUE

ET

# AUX AFFECTIONS NERVEUSES

PAR

Le Docteur Constant COUSIN

Ancien interne des hôpitaux

PARIS

G. STEINHEIL, ÉDITEUR

2, RUE CASIMIR-DELAVIGNE, 2

1890

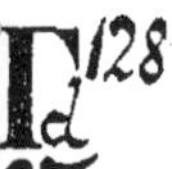

DE QUELQUES SYMPTOMES COMMUNS

AU

# RHUMATISME CHRONIQUE

ET

AUX AFFECTIONS NERVEUSES

IMPRIMERIE LEMALE ET Cie, HAVRE

DE QUELQUES SYMPTOMES COMMUNS

AU

# RHUMATISME CHRONIQUE

ET

## AUX AFFECTIONS NERVEUSES

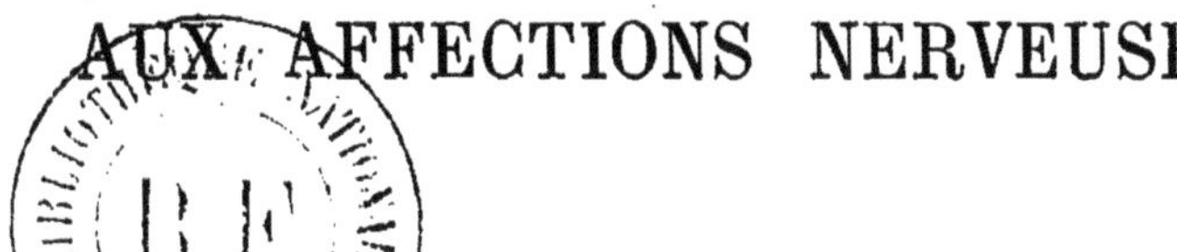

PAR

Le Docteur Constant COUSIN

Ancien interne des hôpitaux

PARIS

G. STEINHEIL, ÉDITEUR

2, RUE CASIMIR-DELAVIGNE, 2

1890

DE QUELQUES SYMPTOMES COMMUNS

AU

# RHUMATISME CHRONIQUE

ET

# AUX AFFECTIONS NERVEUSES

## INTRODUCTION

Attaché pendant notre dernière année d'internat au service de notre vénéré maître, M. le professeur Ball, à l'hôpital Laënnec, nous avons été frappé, comme tous les observateurs placés dans les hospices de vieillards ou de chroniques, du grand nombre de sujets atteints de rhumatisme chronique. Ce qui attirait surtout notre attention, c'était la diversité, le polymorphisme des lésions observées et la quantité de petits détails, de menus troubles qu'un examen attentif permettait de relever chez ces malades. L'hôpital Laënnec est riche en affections nerveuses, et la comparaison entre certains symptômes de ces maladies et certains autres que nous observions chez nos rhumatisants chroniques s'imposait pour ainsi dire d'elle-même. Il nous a semblé que sans modifier en rien les lignes générales de cette affection si connue, il était possible de glaner encore dans le champ du rhumatisme chronique. Par suite des progrès de la séméiologie, il reste à faire de temps à autre un travail de mise au point, même pour les maladies les plus connues; et, de même que pour un grand nombre d'affections nerveuses, tels désordres légers en apparence, autrefois négligés, sont maintenant relevés avec un soin minutieux et prennent parfois une importance capitale, nous avons voulu mettre en relief quelques-uns de ces détails qui forment comme la menue monnaie du rhumatisme chronique, et qui groupés en faisceau, nous ont paru de nature à en éclairer la pathogénie si discutée encore aujourd'hui. Nous avons été encouragés dans cette tâche par ce fait que l'histoire du rhumatisme chronique en France a été faite tout entière dans les services de maladies chroniques comme à la Salpêtrière et Bicêtre, en tout semblables à celui où nous étions attaché. Nous avions là un choix de malades typiques et, à défaut d'autre mérite, notre travail aura du moins celui de reposer sur une base clinique solide.

Arrivé au terme de nos études, il nous est doux de jeter un regard en arrière et d'adresser à nos maîtres dans les hôpitaux, MM. les professeurs Ball, Potain, Richet, MM. les docteurs Lecorché, Moizard, Reynier, Monod, Richelot, Reclus, Peyrot, Félizet, Tapret et Comby, l'expression de notre vive reconnaissance pour tous les conseils et tous les encouragements qu'ils nous ont prodigués.

Pendant notre troisième année d'internat, M. le Dr Lecorché s'est montré pour nous le plus bienveillant des maîtres; étendant au delà des limites étroites de l'année sa sollicitude toute paternelle, notre vénéré maître s'est acquis des droits sacrés à notre éternelle gratitude.

M. le professeur B. Ball, dont nous avons été l'externe puis l'interne, nous a témoigné pendant tout le cours de nos études le plus vif intérêt ; les nombreux services qu'il nous a rendus nous rangent parmi ses élèves les plus reconnaissants et les plus dévoués.

Pendant deux ans, nous avons pu, comme chef de clinique, profiter des leçons si claires et si précises de M. le Dr Abadie, auquel nous restons lié par le souvenir de nombreuses et délicates attentions.

J'adresse tous mes remerciements à mes excellents collègues et amis, Pilliet, Thérèse, Klippel et Durante et à mon vieil ami d'Hotman de Villiers pour les précieux documents qu'ils m'ont si gracieusement communiqués.

Nous offrons nos remerciements également à Mlle Kolopathakès, externe des hôpitaux, pour les observations qu'elle a prises dans le service de M. le professeur Cornil en vue même de ce travail.

Enfin, il est un nom qui trouve ici une place bien légitime, je veux parler de mon frère, le Dr Paul Cousin ; moi seul saurai jamais jusqu'où il a poussé le dévouement fraternel.

## CHAPITRE PREMIER

### HISTORIQUE

Les manifestations du rhumatisme chronique, isolées d'abord par Landré-Beauvais, sont tellement généralisées ; elles s'étendent d'une façon si manifeste à tous les tissus : peau, muscles, os, aponévroses... qui composent les membres envahis, que dès les premiers temps les cliniciens cherchèrent à placer en regard de ces désordres objectifs des troubles subjectifs qui leur permissent d'établir pour toutes ces lésions multiples une étiologie commune. C'est dans le système nerveux qu'instinctivement, sans preuves anatomo-pathologiques, sans autre guide que les données cliniques, la plupart des médecins éminents, qui observaient dans les hospices, ont cherché à placer la pathogénie du rhumatisme chronique. Un rapide historique de cette question nous le démontrera suffisamment. Mais il ne faut pas perdre de vue que l'entité morbide désignée sous le nom de rhumatisme chronique ou noueux, signalée d'abord par Sydenham, décrite par Landré-Beauvais, Heberden, Haygarth, n'a été étudiée longtemps qu'au point de vue de l'arthrite proprement dite, et que c'est seulement vers 1850 qu'on a cherché à grouper autour des symptômes articulaires, désormais bien connus, les autres signes fournis par l'exploration minutieuse de tous les tissus des membres atteints.

Il existe donc deux périodes bien tranchées dans cette histoire du rhumatisme chronique : dans la première, on cherche à fixer l'anatomie pathologique de l'arthrite noueuse et à séparer cette forme des différentes variétés d'arthrite chronique ; dans la seconde, qui date de la thèse de M. le professeur Charcot, l'entité rhumatisme chronique est définitivement établie, bien qu'elle soit encore confondue avec le rhumatisme articulaire aigu.

Aujourd'hui, on cherche à pousser plus loin l'analyse ; usant de tous les moyens d'investigation que nous fournit la physiologie pathologique pour déterminer au juste la valeur de chaque symptôme objectif ou subjectif, si petit qu'il soit, MM. Vulpian, Charcot, Bouchard, Lancereaux, s'efforcent de remonter de l'ensemble de tous ces symptômes à l'origine même des désordres observés, et cette origine, ils la placent dans le système nerveux.

## PREMIÈRE PÉRIODE

Le rhumatisme chronique a dû exister de toute antiquité, et certains squelettes retrouvés dans les fouilles de Pompéi, présentaient des lésions caractéristiques (Charcot). Mais jusqu'à Sydenham le rhumatisme chronique a été confondu avec la goutte. Le premier, Sydenham écrit en 1683 : « quand le rhumatisme n'est pas accompagné de fièvre, il passe souvent sous le nom de goutte, quoiqu'il en diffère essentiellement..... Il arrive que les douleurs cessent parfois d'elles-mêmes, mais alors les parties affectées demeurent entièrement privées de mouvement pendant tout le reste de la vie. Les articulations des doigts sont pour ainsi dire renversées ; il y a comme dans la goutte des nodosités, surtout au côté interne des doigts... ». Malgré l'autorité de Sydenham, cette tentative de démarcation entre l'affection rhumatismale et goutteuse ne fut pas fructueuse; les observateurs qui l'ont suivi, resteront frappés des analogies du rhumatisme chronique et de la goutte, et c'est sous le nom générique de goutte que la maladie noueuse sera décrite pendant toute la première période.

C'est en 1800, qu'un interne de Pinel, Landré-Beauvais (1), qui observait à la Salpêtrière, dans le service le plus riche du monde peut-être en affections chroniques, prit pour sujet de sa thèse inaugurale cette question : « *Doit-on admettre une nouvelle espèce de goutte sous* « *le nom de goutte asthénique primitive* ». Il n'avait pour but que de signaler ces nodosités articulaires si semblables à celles de la goutte qui se produisent à la longue sur les vieilles femmes au niveau des petites articulations, qui s'accompagnent de douleurs erratiques ne présentant jamais le caractère des crises de l'accès de goutte ordinaire. Faisant jouer un grand rôle au régime, il appela cette forme la « *goutte des pauvres* ».

Pinel lui-même (2) ne décrit sous le nom de rhumatisme chronique que les phénomènes douloureux, tels que

(1) Landré-Beauvais. Th. de Paris, 1800.

(2) Philippe Pinel. *Médecine clinique.* Édition III, 1815, p. 299 et 321.

la douleur périthoracique en étau, qui sont exacerbés par les changements de temps et s'accompagnent de crampes erratiques. Ces phénomènes, fréquents en effet, chez les rhumatisants chroniques et les sujets qu'on appelle aujourd'hui les arthritiques, sont loin, comme nous le verrons, de constituer toute la maladie. C'est sous le nom de *goutte irrégulière* que Pinel rassemble les observations de poussées articulaires laissant après elles du gonflemeut et de la difformité dans les poignets et les doigts. Il note que les jointures se contournent et se gonflent davantage à chaque attaque. Il signale même ce symptôme, dont nous verrons toute l'importance théorique, que les malades ont des sensations subjectives de froid et de chaud.

Heberden décrivit en 1804 l'affection des extrémités qui porte son nom et par conséquent ajouta à l'anatomie pathologique du rhumatisme la notion de l'existence de phénomènes d'ostéite pure sans arthrite.

Haygarth (1) en 1805, étudie les nodosités osseuses surajoutées à l'arthrite, les ostéophytes.

Chomel, en 1813, ne parle qu'accessoirement du rhumatisme chronique. Notons toutefois l'opinion qu'il émet sur la pathogénie des lésions : « Si ces lésions sont l'effet du rhumatisme, il est probable qu'elles n'en sont pas l'effet immédiat ».

En 1833, Lobstein (2), dans son traité d'anatomie pathologique, signale l'état éburné de l'os, les ostéophytes et l'ostéoporose si marquée dans les cas avancés, et nous

(1) HAYGARTH. *A clin. Hist. of deseases.* London, 1805.
(2) LOBSTEIN. *Traité d'anat. path.* T. II, p. 207.

montre que l'usure de l'os ne contre-indique nullement la présence des ostéophytes. De même Colles disait : « Deux processus très opposés ont lieu en même temps ; absorption de l'os ancien et de son cartilage d'incrustation, et formation d'un os nouveau ». Notons que Saillant avait dès 1782 (1) décrit l'ostéoporose et reconnu sa nature arthritique.

Ainsi donc pour tous ces auteurs le rhumatisme noueux n'est qu'une forme de la goutte, et nous devons maintenant rechercher quelles sont les diverses conceptions pathogéniques régnantes. L'opinion générale est que la goutte tient à un état particulier des humeurs. Mais déjà la théorie nerveuse est née ; elle a été admise par Stahl et par Cullen (2) 1819.

« Pourtant, écrit notre savant maître, M. Lecorché (3), Stahl et Cullen, repoussant l'hypothèse universellement admise de la matière goutteuse, avaient soutenu une manière de voir nouvelle. Stahl, le premier, avança que la goutte dépend non d'une altération des humeurs, mais d'un état particulier de tout le système. Cullen développe ainsi cette opinion : « La goutte, dit-il, est une maladie de tout le système, c'est-à-dire qui dépend d'une certaine conformation générale et d'un état particulier du corps ; mais l'état général du système dépend particulièrement de l'état des premières puissances motrices ; par conséquent l'on peut supposer que la goutte consiste principalement dans l'affection de ces puissances ».

(1) SAILLANT. T. VIII, *Journal de médecine et pharmacie.*

(2) CULLEN. *Médecine pratique*, 1819.

(3) LECORCHÉ. *Traité de la goutte*, p. 495.

« Or, comme il place le siège de ces puissances motrices dans le système nerveux, la goutte est pour lui une affection du système nerveux. C'est sur les nerfs et sur le système nerveux, en effet, qu'agissent la plupart des causes occasionnelles ou déterminantes de la maladie, de même que la plupart des symptômes de la goutte atonique ou rentrée sont une affection du même système. » Cullen admet donc un affaissement, une sorte d'épuisement du système nerveux comme cause de la goutte, et il remet ainsi en présence les deux vieilles théories des *solides* et des *humeurs*, en sorte que « nous voyons reparaître dans le cours de ce siècle, plus ou moins modifiées la plupart des hypothèses formulées au XVII^e^ et au XVIII^e^ siècle (Lecorché, p. 498).

C'est Bouillaud qui conclut à l'identité du rhumatisme noueux avec le rhumatisme ordinaire, et, si cette intervention du grand clinicien fut malheureuse, il est juste de faire remarquer, avec Besnier (*Dict. encycl.*, art. Rhumatisme), que Bouillaud, n'observant pas dans les asiles de vieillards, ne put étudier le rhumatisme chronique dans ses vrais types.

Colles et Adams (1839) (1) ajoutèrent de nouveaux documents à l'anatomie pathologique du rhumatisme chronique, et Charcot a pu dire : « C'est surtout à Adams, contemporain et compatriote de Colles, que nous devons les meilleures études sur ce sujet ; en ce qui concerne l'examen à l'œil nu ses descriptions ont laissé fort peu de chose à désirer. »

(1) Adams. *Cyclop. of anat. and phys.*, 1839.

Et pourtant la question est loin d'être élucidée, et si nous nous reportons à l'édition de 1858, du Traité de Hardy et Béhier (1), nous voyons que les notions sur ce sujet sont assez confuses. Pour ces auteurs, et à cette époque, le rhumatisme chronique succède au rhumatisme articulaire aigu ; il se présente, en général, avec des caractères un peu différents qui en font une maladie à part. Il se confond, d'ailleurs, fréquemment avec l'hydarthrose et la tumeur blanche, dernier terme de l'inflammation des articulations. L'étude anatomo-pathologique qu'ils en donnent et où ils parlent de fongosités et de la présence fréquente du pus prouve qu'ils distinguaient fort mal l'arthrite noueuse de la tumeur blanche. Ces auteurs vont même jusqu'à séparer le rhumatisme chronique de l'arthrocace sénile, décrite par Denonvilliers et par Hatier (2), et de l'arthrite sèche de Deville.

On voit donc que sous l'influence des idées de Bouillaud, le mot de *rhumatisme chronique* désignait surtout pour les cliniciens des formes lentes, tardives, fixes considérées comme les reliquats du rhumatisme aigu, tandis que les observateurs de la Salpêtrière, de Bicêtre, admettaient une affection particulière dont les caractères généraux avaient été tracés par Landré-Beauvais et qui différait de la goutte par l'accès goutteux proprement dit. Aujourd'hui, disons-le par anticipation, ces formes bâtardes du rhumatisme articulaire aigu qui embarrassaient tant les cliniciens, sont rangées par M. Lancereaux, dans le cadre du rhumatisme chronique dont elles

(1) Hardy et Béhier. T. III, p. 197, édit. 1858.
(2) Hatier. Th. 1852.

constituent la variété subaiguë, le rhumatisme chronique étant d'ailleurs une affection bien distincte du rhumatisme aigu.

Mais à cette époque grande était la confusion quand Broca, au point de vue anatomo-pathologique reprit, développa, compléta les idées de Deville sur l'arthrite noueuse et établit devant la Société anatomique (1), aussi complètement qu'on pouvait le faire à cette époque, les lésions caractéristiques de l'arthrite sèche (1850).

Les travaux de Broca furent le point de départ de nombreuses et importantes études. En 1853, paraissent les thèses de Charcot (2), de Trastour (3) ; en 1855, celle de Vidal, de Cassis (4) ; en 1858, celle de Plaisance (5). Arrêtons-nous un instant à la thèse de Charcot ; elle contient des idées restées vraies aujourd'hui, et elle ouvre une nouvelle période : l'entité morbide du rhumatisme chronique va être créée ; Garrod (1848) vient de découvrir la présence de l'acide urique en excès dans le sang des goutteux ; l'uricémie est devenue la cause de l'apparition de la goutte ; goutte et rhumatisme chronique semblent désormais bien séparés ; en indiquant un

(1) Deville. *Soc. anat.*, 1848-50. Étude pour servir à l'histoire de l'affection dite goutte asthénique primitive.

(2) J.-M. Charcot. Th. Paris, 1853. *Étude pour servir à l'histoire de l'affection décrite sous le nom de goutte asthénique primitive.*

(3) Trastour. *Du rhumat. goutteux chez la femme.* Th. Paris, 1853.

(4) E. Vidal. *Considérations sur le rhumatisme chronique primitif.* Th. Paris, 1855.

(5) Plaisance. *Étude monographique sur le rhumat. art. chronique primitif.* Th. Paris, 1858.

procédé simple (procédé du fil) pour déceler la présence de l'acide urique, Garrod semble avoir mis le diagnostic différentiel à la portée de tous.

### DEUXIÈME PÉRIODE

Charcot fixe les caractères de la douleur qui peut être articulaire, osseuse ou musculaire ; il signale les tremblements que nous avons relevés chez quelques-uns de nos malades à un degré aussi marqué que dans la maladie de Parkinson elle-même ; il décrit l'état de la peau, la rougeur blafarde et le gonflement œdémateux au niveau des petites jointures ; il note l'état poli et luisant des téguments après l'attaque, l'exacerbation des sueurs, l'anémie des extrémités prises qu'il attribue à l'impotence. Tous ces signes, que nous savons maintenant relever directement de lésions nerveuses, ne lui ont pas échappé. Il s'étend sur les rétractions qui, dit-il, sont dues aux muscles, soit par action réflexe morbide, excitée par les lésions articulaires, soit par une affection des nerfs moteurs ou même d'une partie centrale du système nerveux : « Certes, la généralisation, la symétrie s'accommoderaient assez bien de l'une ou de l'autre de ces suppositions que nous n'admettons d'ailleurs qu'avec la plus grande réserve » (p. 26).

Ainsi, nous trouvons dans ce travail la rétraction tendineuse rattachée à l'action nerveuse, et l'esquisse des deux grandes théories qui ont été proposées pour expliquer cette action, théories que nous aurons à discuter plus tard.

Trastour, dans sa thèse faite à la Salpêtrière, sur le rhumatisme noueux chez la femme, donne des faits semblables à ceux de Charcot.

Vidal (*loc. cit.*) signale l'atrophie de tous les éléments de la peau déterminant une sorte de sclérodermie et l'atrophie musculaire extrême qui peut être assez marquée pour constituer une forme spéciale de l'affection (forme atrophique de Vidal).

Dans un article du *Progrès médical* du 11 novembre 1880, Debove attire l'attention au point de vue clinique sur la parenté qui existe entre les atrophies musculaires du rhumatisme chronique et celles de certaines affections nerveuses. Il étudie les lésions musculaires des atrophies d'origine articulaire et signale l'irrégularité de l'atrophie qui porte sur certains muscles et même sur certains faisceaux musculaires; dans les cas qu'il examine il ne trouve pas de lésions nerveuses. La même année il inspire la thèse de Vignes sur les atrophies du rhumatisme et de la goutte, admettant l'origine réflexe et faisant le rapprochement entre les amyotrophies articulaires médicales et celles des arthrites traumatiques.

Joffroy (1), 1881, signale la résistance complète qu'oppose au traitement électrique l'atrophie musculaire du rhumatisme chronique progressif; cette résistance indique une lésion nerveuse fixe et irréparable. Il dit même qu'au point de vue électrique le caractère de ces atrophies est quelquefois celui des atrophies musculaires progressives.

(1) Joffroy. *Archives de médecine*, nov. 1881. Traitement de certaines arthropathies par l'électricité.

En 1887, Pitres et Vaillard (1) font paraître dans la *Revue de médecine*, un mémoire sur les lésions des nerfs périphériques dans le rhumatisme chronique. Établissant une distinction entre les phénomènes articulaires et les phénomènes cutanés et musculaires, ils arrivent à la conclusion « que les névrites périphériques ne sauraient être légitimement considérées comme la cause immédiate des lésions articulaires et des symptômes douloureux qui caractérisent le rhumatisme chronique, mais qu'elles se rencontrent habituellement dans les régions où se sont produits, pendant la vie, les troubles trophiques qui viennent souvent compliquer cette affection ». Ces auteurs ont observé à côté de lésions articulaires très prononcées, une desquamation ichtyosiforme de la peau des membres inférieurs, de la dystrophie et même la chute des ongles des orteils, de l'adipose sous-cutanée, des atrophies musculaires et à l'examen histologique ils ont constaté des altérations profondes des nerfs périphériques, des altérations légères des gros troncs nerveux ; ils ont noté, avec l'intégrité des racines rachidiennes, de la sclérose des faisceaux pyramidaux et des cordons postérieurs, de la méningite spinale postérieure.

La même année notre excellent collègue et ami Klippel (2) publie une observation très intéressante et très complète.

Klippel classe les différents troubles d'origine nerveuse qu'il a observés de la façon suivante :

(1) PITRES et VAILLARD. *Névrites périphériques dans le rhumatisme chronique.*

(2) KLIPPEL. *Annales médico-chirurgicales,* août 1885, p. 195.

1° *Nerfs trophiques*: Atrophie de la peau, troubles trophiques des ongles ;

2° *Nerfs sensitifs :* Analgésie, troubles de la sensibilité à la température, diminution de la sensibilité électrique ;

3° *Nerfs vaso-moteurs :* Température locale surélevée, sueurs localisées.

Réflexe rotulien exagéré d'un côté, aboli de l'autre.

Après avoir analysé tous ces troubles d'origine nerveuse, Klippel les rapproche de ceux qu'on observe dans la goutte. Il nous montre combien l'analogie est grande à ce point de vue entre la goutte et le rhumatisme chronique et finit par se ranger à la théorie de l'origine nerveuse du rhumatisme chronique en s'appuyant sur les arguments fournis par M. Lancereaux dans son « *Traité de l'herpétisme* » et sur ceux émis par Verneuil au sujet de l'influence d'un traumatisme sur la diathèse: un traumatisme articulaire réveillant chez un rhumatisant des manifestations articulaires non seulement dans l'articulation traumatisée mais dans beaucoup d'autres simultanément. Klippel se rattache à la filiation suivante : traumatisme périphérique des nerfs articulaires, action des nerfs articulaires centripètes sur la moelle, réaction de celle-ci par voie centrifuge sur d'autres articulations. Il admet en un mot la théorie réflexe de Vulpian.

Cette année même M. Lancereaux (1) fait dans ses leçons de la Pitié une étude approfondie du rhumatisme chronique. Tout d'abord il conteste tout lien de pa-

(1) *Union médicale*, 1889, n°s 145 et 154 ; 1890, n°s 19 65 et 66.

renté entre le rhumatisme aigu et le rhumatisme chronique. Ces deux maladies diffèrent par le siège de leurs lésions, le rhumatisme aigu frappant surtout les séreuses, le rhumatisme chronique, les membranes fibreuses, périoste, tendons, aponévroses, cartilages articulaires ; par leurs causes, le rhumatisme chronique est rarement acquis, il est presque toujours héréditaire, surtout si l'on ne s'en tient pas à cette hérédité trop étroite que Charcot dénomme hérédité homonyme, mais si l'on recherche cette hérédité de transformation qui se traduit chez les ascendants ou les descendants sous forme de migraines, de poussées eczémateuses, d'hémorrhoïdes, de bronchites chroniques. Ces deux maladies diffèrent encore par leur évolution, et pour Lancereaux, le rhumatisme chronique peut revêtir une forme *subaiguë*, qu'on confond d'ordinaire avec le rhumatisme aigu, et c'est cette confusion qui a fait croire à l'identité des rhumatismes aigus et chroniques. Pour M. Lancereaux, le rhumatisme chronique n'est qu'un syndrome, qu'une branche d'une grande famille pathologique, comprenant le rhumatisme chronique, la goutte, le diabète; les causes qui provoquent son apparition n'agissent qu'en déterminant un trouble, une modification spéciale du système nerveux qui réveille l'hérédité. Il montre l'analogie qui existe entre les manifestations diverses de la goutte et du rhumatisme chroniques, et se refusant à voir dans l'urémie un trouble primordial de l'économie, cause déterminante de la diathèse goutteuse, regardant au contraire le désordre chimique comme une conséquence, comme un symptôme secondaire de la goutte, il conclut à l'identité du rhumatisme chronique et de la goutte. Nous nous trouvons donc ramené à la conception primitive de la maladie décrite par Landré-Beauvais, avec cette différence toutefois que ce n'est plus le rhumatisme chronique qui est une manifestation plus ou moins anormale de la goutte, mais la goutte qui rentre dans le cadre agrandi du rhumatisme chronique.

Relevant les lésions du rhumatisme chronique qui intéressent la peau et ses annexes, ongles et poils, le tissu conjonctif, les aponévroses, les os, les articulations et les muscles, les troubles de la sensibilité, de la calorification, de la sécrétion sudorale, M. Lancereaux admet l'origine trophique de tous ces désordres et les rattache à des lésions anatomiques des extrémités nerveuses, et cette opinion il la fonde sur des preuves cliniques, histologiques et expérimentales.

Cette conception du rhumatisme chronique considéré comme une maladie constitutionnelle dans laquelle le système nerveux prend une part considérable, a trouvé de nombreux partisans. Déjà Füller disait : « le rhumatisme chronique tient une place intermédiaire entre le rhumatisme et la goutte ; n'étant identique ni avec l'un ni avec l'autre, il présente quelques-uns des caractères de ces deux affections. Il peut apparaître chez des personnes qui n'ont jamais été et qui ne seront jamais sujettes au vrai rhumatisme ni à la vraie goutte, et il n'a aucun rapport avec l'une ou l'autre de ces maladies, sauf en ce qu'il est une maladie constitutionnelle produisant des manifestations locales vers les jointures ».

L'arthrite noueuse serait une maladie à part, peut-être une affection chronique du système nerveux entraînant des arthropathies et des déformations articulaires à la façon de l'ataxie locomotrice et de la paralysie agitante.

Le professeur Bouchard dit textuellement : « Le rhumatisme noueux est assurément une maladie constitutionnelle, c'est même une maladie héréditaire, mais il ne paraît pas évident que ce soit une maladie rhumatismale. Il nous semble possible, voire même probable que la prédisposition morbide originelle soit la même dans les deux cas (goutte et rhumatisme) et que les divergences cliniques et anatomiques tiennent aux conditions spéciales d'hygiène et du genre de vie du sujet. » Cette importance de l'hygiène avait déjà été signalée d'une manière frappante dans cette comparaison de Pidoux : Deux frères partent pour le service, l'un devient sergent, l'autre reste simple soldat. Le premier fait bonne chère et devient goutteux ; le second plus sobre, devient rhumatisant chronique.

Dans l'article Goutte du *Dictionnaire encyclopédique*, M. Rendu écrit : « Dans les formes chroniques l'arthrite noueuse a encore des affinités si étroites qu'on lui donne le nom de rhumatisme goutteux. Or, dans les deux cas il se produit telles déformations des doigts et des orteils qui rappellent identiquement les troubles provoqués par certaines affections de la moelle ou par les névroses comme la paralysie agitante. Enfin le fait que les émotions morales, la fatigue cérébrale, le surmenage intellectuel deviennent la cause provocatrice d'accès de la goutte prouve d'une façon péremptoire la part prépondérante que prend le système nerveux dans les manifestations goutteuses (D. D. Goutte, p. 206).

Dans ses *leçons du mardi*, M. le professeur Charcot montre l'analogie étroite qui existe entre certaines manifestations du rhumatisme chronique et la paralysie alcoolique ou la sclérose latérale amyotrophique.

Braun assimile à une névralgie, l'attaque de goutte : « Celle-ci consiste dans une irradiation idiopathique spéciale des épanouissements des nerfs périphériques, la spécificité ne résidant pas dans l'agent irritant mais dans l'irritabilité. » Le tout aurait lieu par un véritable ralentissement de nutrition sous l'influence du système nerveux dont l'activité serait insuffisante, le rein en ressentant le premier les effets.

Dans sa thèse inaugurale (1), notre excellent collègue Deroche à propos de trois cas de rhumatisme articulaire suivis d'atrophies musculaires qu'il a observés dans le service de M. Raymond, relate un certain nombre d'expériences qu'il a tentées dans le but d'éclairer la pathogénie de ces atrophies ; M. Raymond lui-même, vient de publier une série de recherches expérimentales dans le même but. Ces deux auteurs après avoir fait le procès des diverses théories invoquées jusqu'à ce jour : immobilisation (Cruveilhier, Onimus, Gillet), anémie vasculaire par compression des vaisseaux au niveau de l'articulation (J. Roux), insuffisance de nutrition des muscles, due à ce que les matériaux destinés à ces organes sont détournés vers les tissus articulaires (Gosselin), myosite par propagation (Lasègue, Sabourin, Duplay et Clado), névrite de voisinage ; action réflexe de la moelle sur les nerfs vaso-

(1) DEROCHE. Th. de Paris, 1890. *Étude clinique et expérimentale sur les arthropathies réflexes d'origine articulaire.*

moteurs (Brown-Séquard), admettent la théorie de l'action nerveuse réflexe telle qu'elle a été admise par Vulpian et établie sur des preuves cliniques par Charcot. D'après cette théorie, les atrophies musculaires qui accompagnent toute lésion articulaire médicale ou chirurgicale sont la conséquence du retentissement de l'irritation articulaire sur les centres trophiques de la moelle qui président à la nutrition des muscles affectés ; ces centres trophiques n'éprouvent d'ailleurs qu'un trouble purement *adynamique*.

Voici du reste les conclusions auxquelles arrive M. Raymond (1) :

Dans un membre dont une articulation a été lésée on voit apparaître divers ordres de symptômes, ce sont : l'impotence fonctionnelle, l'exagération des réflexes des contractions idio-musculaires et de l'excitabilité faradique, les troubles de la sensibilité (hyperesthésie) et enfin l'atrophie musculaire. Cette atrophie porte surtout sur la substance interfibrillaire des muscles.

Elle ne se produit pas quand les racines postérieures de la moelle qui concourent à l'exercice de la réflectivité des muscles sont sectionnées ou détruites.

L'absence physiologique des cordons latéraux chez les animaux nouveau-nés, leur destruction ou section chez les adultes, ainsi que l'hémisection de la moelle, accélèrent la marche de l'atrophie musculaire dans le membre correspondant dont une articulation a été lésée, mais n'influent pas sur la marche de l'atrophie dans le mem-

(1) Raymond. *Recherches expérimentales sur la pathogénie des atrophies musculaires consécutives aux arthrites traumatiques.*

bre opposé, si les articulations des deux membres homologues ont été le siège d'un traumatisme.

Dans tous les cas, les cornes antérieures de la moelle et les nerfs périphériques ne sont le siège d'aucune lésion anatomique.

Nous pouvons conclure de là que : l'atrophie musculaire consécutive à une lésion articulaire est de nature réflexe, qu'elle dépend du retentissement de la lésion locale sur la moelle qui devient le siège d'altérations purement dynamiques.

---

## CHAPITRE II

De cet historique résulte, comme nous l'avons déjà fait remarquer, qu'en présence de la multiplicité, du polymorphisme, de la symétrie des lésions du rhumatisme chronique, on a toujours cherché à rattacher au système nerveux les diverses manifestations du rhumatisme chronique. Seulement nous voyons les cliniciens tels que Garrod, Lancereaux, Bouchard en faire une de ces maladies constitutionnelles sur lesquelles l'influence du système nerveux est évidente, mais sans qu'on puisse rapporter cette influence à une localisation physiologiquement déterminée.

D'autre part, à la suite des travaux des chirurgiens Lefort, Gillette, Paget, Valtat (1), Descosse (2) sur l'immobilisation dans les fractures ou les arthrites, Vulpian, Charcot, Deroche, Raymond essaient de serrer de plus près la pathogénie du rhumatisme chronique et d'édifier une théorie semblable à celle qui résulte de tous ces travaux chirurgicaux, c'est-à-dire une théorie réflexe de l'atrophie musculaire consécutive aux désordres articulaires.

Nous nous rattacherons provisoirement à cette théorie,

(1) VALTAT. Th. Paris, 1877.
(2) DESCOSSE. Th. Paris, 1880.

mais en faisant remarquer qu'elle n'explique pas tout. En effet, l'amyotrophie n'est pas le seul symptôme nerveux observé dans le rhumatisme chronique, il s'en faut de beaucoup. Nous nous proposons de démontrer que dans le rhumatisme chronique on peut rencontrer une quantité considérable de désordres nerveux les plus variés et que ces désordres ont presque tous leur équivalent dans les maladies du système nerveux proprement dit.

Montrer tous ces rapports, dans leur fréquence et dans leurs modalités, chercher à édifier ensuite une pathogénie de ces divers troubles trophiques, voilà le but que nous nous proposons. Dès lors, nous ne chercherons pas à refaire un tableau symptomatique de l'affection qui nous occupe ; ce tableau existe, fait de main de maître.

Nous ne chercherons pas à faire rentrer chacune de nos observations dans les différentes formes de rhumatisme chronique, admises soit par Charcot, soit par Besnier, soit par Lancereaux ; nos observations, et nous les avons choisies expressément dans ce but, sont remarquables par leur polymorphisme et se prêteraient très mal à une pareille classification.

Désirant les comparer à des affections du système nerveux, mettre bien en relief leurs analogies, nous avons suivi le plan général d'études des maladies nerveuses et ce plan a été rigoureusement suivi pour chacune d'elles.

Tout d'abord nous avons recherché les antécédents de nos malades pour montrer le rôle si manifeste de l'hérédité, et nous avons étudié celle-ci chez les ascendants et chez les descendants. Quelques-unes de nos observations sont des plus convaincantes à cet égard. Un certain nombre d'autres sont à peu près muettes. C'est que nous observons sur des malades déjà âgés, ayant quitté ou perdu leurs parents depuis de nombreuses années, et ne pouvant donner que des renseignements fort vagues sur les maladies que ceux-ci ont subies ; et d'autre part, si nous portons nos recherches sur la nouvelle génération procréée par nos malades, nous nous trouvons en présence d'individus trop jeunes encore pour que les diverses manifestations arthritiques aient imprimé sur eux leur cachet indélébile. Puis, nous avons décrit les lésions objectives du rhumatime intéressant les os, les articulations, les tendons, les muscles, le tissu conjonctif, la peau. Ces diverses lésions ont été décrites membre par membre.

Pour rechercher les troubles du côté des nerfs nous avons examiné successivement la motilité, puis les diverses sensibilités, et enfin l'état des réflexes.

Enfin nous avons passé en revue tous les viscères.

Puis nous avons fait suivre chacune de nos observations de courtes réflexions. Tout d'abord nous avons groupé en faisceau les divers symptômes nous permettant de poser le diagnostic rhumatisme chronique. Ensuite nous avons relevé les divers troubles d'origine nerveuse par lesquels se distingue l'observation présente, et établi un court parallèle entre ce cas de rhumatisme chronique et l'affection du système nerveux sur lequel elle semble calquée.

Voici du reste réunis dans un tableau synoptique et

dans l'ordre que nous avons suivi, les divers troubles que nous avons observés.

- *Antécédents*........
  - Hérédité ascendante.
  - — descendante.
- *Lésions objectives*..
  - Articulations.
  - Os.
  - Tendons.
  - Muscles.
  - Peau.
- *Motilité*...........
  - Atrophie, pas de réaction de dégénérescence.
  - Raideurs.
  - Spasmes.
  - Contractures.
  - Tremblement.
    - Secousses fibrillaires.
    - Tremblement épileptoïde.
- *Sensibilité*..
  - 1° Générale :
    - Douleur.
    - Anesthésie.
    - (Os, muscles, peau.)
  - 2° Tact : Rien.
  - 3° Thermique :
    - Sensations de chaud et froid.
      - Spontanées.
      - Provoquées.
  - 4° 5° Électrique :
    - Diminution de la sensibilité électrique.
    - Réflexes tendineux exagérés, état variable.
  - 6° Troubles-vaso-moteurs et trophiques :
    - Troubles sudoraux variables, sueurs localisées, teinte cyanique.
  - Épiderme :
    - État lisse.
    - Écailleux.
    - Ongles : État dépoli, striation longitudinale et transversale.
    - Poils : Chute ou hypertrophie, calvitie, chute des cils.
    - Dents : Chute.
  - Derme et tissu conjonctif :
    - Sclérodermie.
    - Œdème.
    - Adipose.
    - Éruptions.
    - Eschares.
- *Muscles et aponévroses*. Atrophie (forme atrophique de Vidal).

| | |
|---|---|
| *Os.........* | Ostéophytes.<br>État éburné.<br>Ostéoporose. |
| *Viscères....* | Intégrité générale du cœur.<br>Fréquence de l'emphysème.<br>Bonne santé générale. |

Si l'on veut bien lire attentivement nos observations, on trouvera noté dans un certain nombre d'entre elles l'apparition du rhumatisme chronique à la suite d'attaques de rhumatisme aigu. Or, nous avons déjà dit que pour nous le rhumatisme aigu était bien distinct du rhumatisme chronique, la première de ces affections rentrant en effet dans le cadre des maladies générales infectieuses, au même titre que la fièvre typhoïde, la scarlatine ou l'hémorrhagie par exemple.

Comment dès lors expliquer cette succession de phénomènes ? Dirons-nous avec M. Lancereaux, que ces cas, où l'on a porté le diagnostic de rhumatisme aigu, n'étaient que des formes aiguës ou subaiguës du rhumatisme chronique ? Mais M. Lancereaux n'admet-il pas l'extrême rareté, pour ne pas dire l'absence des complications viscérales dans les formes subaiguës, n'insiste-t-il pas sur l'âge avancé où se montrent généralement les manifestations rhumatismales chroniques ? (M. Laborde en a signalé un cas à l'âge de 12 ans). Or, si quelques-unes de nos observations peuvent être à la rigueur considérées comme des poussées subaiguës de rhumatisme chronique, celles où nous trouvons signalées des attaques franchement aiguës, survenant dans un âge peu avancé, s'accompagnant de lésions cardiaques manifestes, ne peuvent être ainsi envisagées sous peine d'adultérer les notions cliniques les mieux établies.

Dans une de ses cliniques de la Charité, M. le professeur Jaccoud rapporte un très bel exemple de cette forme de rhumatisme affectant la forme chronique à la suite d'attaques aiguës avec endocardite. Comment donc devons-nous interpréter la succession de ces phénomènes, et est-il possible de nier le rôle qu'a dû jouer la première affection ? Sans doute il n'y a pas là un rapport nécessaire, car bon nombre d'individus ayant présenté à un âge peu avancé du rhumatisme articulaire aigu, avec complication cardiaque, entrent déjà vieux dans nos services hospitaliers et sans présenter de manifestations du rhumatisme chronique. Celui-ci n'est donc pas une conséquence directe du rhumatisme aigu. Mais nous pensons qu'il faut attribuer aux fluxions articulaires qui constituent le caractère primordial de cette maladie un rôle analogue à celui que joue le traumatisme sous quelque forme qu'il se manifeste. Les travaux de Vulpian, de Descosse, de Klippel, de Deroche, de Raymond nous ont fait connaître l'importance des phénomènes qui, partant d'une articulation lésée, ont déterminé des accidents soit locaux, soit à distance, qui ne peuvent s'expliquer sans l'intervention du système nerveux périphérique et central.

Descosse, après avoir relevé le résultat des travaux de Hunter, Bonnet, Gosselin, Landouzy, Duchenne, Verneuil, Paget, etc.(1), cite dix observations dans lesquelles, à la suite de lésions articulaires, traumatiques ou tuber-

(1) Descosse. Thèse de Paris, 1880.

culeuses, sont survenues des complications nerveuses telles que névralgies, troubles trophiques de la peau, atrophies musculaires... et qui l'ont conduit aux conclusions suivantes :

1° Des troubles nerveux locaux portant sur la nutrition des divers tissus, sur la motilité et la sensibilité apparaissent fréquemment à la suite des lésions articulaires soit aiguës, soit chroniques.

2° Ces troubles, analogues à ceux que l'on observe dans les cas de névralgies et de traumatisme des nerfs, ont une marche progressive et peuvent s'aggraver après la cessation de l'arthrite.

3° Ils siègent dans le domaine des nerfs qui se rendent à l'articulation.

Et Descosse explique la pathogénie de ces troubles par névrite ascendante due à la compression exercée par les tissus enflammés sur les terminaisons nerveuses de l'article.

Les nouvelles expériences de M. Raymond ont mis cette intervention de l'arthrite hors de tout conteste. Nous avons déjà rappelé les conclusions de cet auteur.

## OBSERVATIONS

### Observation I (Due à M. Klippel). Inédite

Marie S..., âgée de 40 ans, teinturière, entrée le 7 août 1886, salle Piorry, nº 14, service de M. le professeur Ball.

Nous sommes en présence d'une tuberculeuse arrivée à la dernière période ; mais ce n'est point la phtisie qui nous occupera chez cette malade : nous considérerons uniquement certaines *déformations* articulaires qu'elle présente, et qui ont pour cause le rhumatisme.

*Antécédents héréditaires.* — Rien à noter ; elle ignore de uelle maladie sont morts ses parents. Elle n'a qu'une sœur et cette sœur est bien portante.

*Antécédents personnels.*— La malade se souvient que, dès son enfance elle a été presque aveugle. Cette cécité reconnaîtrait pour cause les mauvais soins dont elle aurait été entourée chez ses nourrices (car elle en a eu plusieurs). On a combattu, au moyen d'un séton à la nuque, cette cécité, qui était pour ainsi dire intermittente. Dans le même but on s'est servi chez elle de vésicatoires.

Donc, vue faible toute la vie.

A l'âge de 30 ans elle fut atteinte de dothiénentérie et pendant sa convalescence elle eut un érysipèle de la face. Elle ne put reprendre son travail qu'au bout de 3 mois. Or, elle exerce le métier de teinturière, mais les trois quarts du temps elle n'est pas occupée ; au contraire, quand elle travaille c'est alors avec excès.

Nous pouvons donc conclure que Marie S... a passé par des alternatives de misère complète et de véritable surmenage. La misère physiologique a été la conséquence de cet état de choses.

A 34 ans elle fut prise pour la première fois de douleurs qu'on doit rattacher au rhumatisme chronique ; nouvelle réapparition des douleurs, 6 mois plus tard, entrée de la malade à la Charité où elle resta un mois ; de là elle fut transférée à l'hôpital Laënnec, le 7 août 1886.

*État actuel.* — Nous n'envisagerons ici que les déformations articulaires.

Ces déformations ne siègent qu'aux mains.

*Main droite.* — A la face dorsale les espaces intermétacarpiens sont déprimés, la tête des métacarpiens fait saillie et les doigts sont portés en masse vers le bord cubital.

Aussi la saillie formée par la tête du deuxième métacarpien est-elle considérable à la face dorsale.

Les phalangettes sont étendues sur les phalangines, celles-ci sur les phalanges, au médius l'extension des phalangines sur les phalanges est exagérée, en sorte que ce doigt présente dans son ensemble une concavité sur la face dorsale.

La main a une forme squelettique ; les muscles interosseux sont atrophiés, et cette atrophie s'étend aux muscles de l'avant-bras. L'aponévrose palmaire est fortement rétractée et cette rétraction jointe à celle des fléchisseurs a amené une flexion des doigts assez prononcée et qu'on ne peut vaincre. Quand on essaie de redresser la masse des doigts on perçoit des craquements articulaires qui semblent dus à l'altération des têtes osseuses constituant les articulations métacarpo-phalangiennes.

Le pouce dans ses divers segments semble absolument indemne. L'articulation radio-carpienne paraît légèrement augmentée de volume, mais pour cette appréciation, il faut tenir compte du contraste entre cette articulation et les segments atrophiés qu'elle sépare.

*Main gauche.* — Les déformations sont analogues, mais plus accentuées. Les quatre derniers doigts fortement serrés les uns contre les autres, forment une sorte de quadrilatère infléchi vers le bord cubital et vers la face palmaire.

Le pouce lui-même a participé au mouvement d'inflexion vers le bord cubital, il est serré contre l'index.

L'autopsie a été pratiquée le 1er mars 1888.

*Poumons.* — Dans l'un d'eux, des tubercules infiltrés dans les deux tiers supérieurs et pneumonie ardoisée massive, au milieu sont creusées des cavernes du volume d'une noix ou d'une noisette.

L'autre poumon ne présente que des plaques ardoisées avec des tubercules disséminés, mais sans ramollissement et sans cavernes.

*Le cœur* est moyen, normal, sans lésions valvulaires.

Dans *l'aorte* plusieurs plaques cartilagineuses non calcifiées.

*Foie* décoloré et d'aspect muscade à cercle blanc avec un petit point rouge au centre; teinte un peu brillante, le tissu se déchire facilement.

*Rate* rouge, pâle, de volume moyen.

*Reins :* substance corticale pâle avec arborisations vasculaires, pas d'atrophie.

*Péritoine et instestins* : sains.

*Muscles des membres supérieurs* : certain degré de pâleur et d'amaigrissement peu marqué relativement à la maigreur du sujet. De même pour les muscles de la main, et pour les interosseux en particulier.

Pas d'œdème.

Les veines du bras ne sont pas très étroites. Pas d'athérome de la radiale.

*Cerveau :* athérome de la base, œdème assez marqué avec suffusion sanguine dans l'œdème.

Pas de lacunes à la coupe.

*Moelle* : vaisseaux flexueux et gorgés de sang, moelle d'aspect d'ivoire, blanche et dure au toucher, petite.

*Les muscles* de l'avant-bras, extenseurs et fléchisseurs, ont été dissociés avec des aiguilles fines et colorés par le carmin. Leurs fibres sont variqueuses, avec striation transversale très nette, on voit quelques noyaux.

En somme, il n'y a qu'un certain degré d'amaigrissement et pas de dégénération.

*Nerfs de l'avant-bras et de la main* : état correspondant assez bien à celui des muscles où les fibres sont moyennes avec quelques dégénérations au premier degré. Pour les nerfs aussi il y a de petites fibres grêles en quantité anormale faiblement colorées par l'acide osmique ; d'autre part des fibres présentent des gaines demi-vides avec rétraction de cette gaine qui est variqueuse et contient des boules graisseuses et des noyaux granuleux, absence de cylindre-axe.

*Moelle.* Léger degré de sclérose diffuse, quelques fibres atrophiées dans les racines; cellules des cornes très inégales de volume, diminuées de nombre, avec noyaux atrophiés et granulations très nombreuses masquant souvent le noyau.

Diminution du nombre de ces cellules. Toutes ces lésions siègent dans la moelle au niveau du renflement cervical.

Dégénérescence graisseuse de quelques capillaires.

Nota. — Nous trouvons intéressant de constater et de signaler les lésions précédentes, mais il s'agit là de lésions banales et dont le rôle dans le rhumatisme est difficile à préciser.

La dissection des articulations métacarpo-phalangiennes nous permet les constatations suivantes : la tête du métacarpien présente une masse végétante qui repousse en bas la phalange correspondante. A la face palmaire est un ligament inextensible qui paraît forcer la phalange à entrer en flexion, poussée qu'elle était par la végétation de la tête métacarpienne. Les surfaces articulaires, sauf le point végétant, sont recouvertes par du tissu conjonctif et des brides conjonctives, le tout humecté par de la synovie, permettant le glissement des surfaces articulaires :

Ce qui empêchait le redressement, c'était la masse osseuse, ayant refoulé devant elle et en bas la phalange et d'autre part l'inextensibilité du ligament situé à la face palmaire.

Nous publions cette observation qui nous a semblé intéressante à cause de l'explication donnée par notre ami Klippel pour rendre compte de la déformation si caractéristique des doigts et de la persistance de cette déformation.

De plus, il nous paraît intéressant de rapprocher les lésions constatées dans les cornes et portant sur les modifications de nombre et d'aspect des grandes cellules de l'examen rapporté par le Dr Charcot dans un cas d'arthropathie tabétique ; voici ce que nous trouvons en effet dans les leçons sur les maladies nerveuses : « C'est dans « la substance grise des cornes antérieures de la moelle « que nous croyons avoir trouvé le point de départ de « cette complication singulière de l'ataxie. Il n'est pas « très rare de voir la substance grise spinale affectée « dans l'ataxie lomotrice ; mais le plus souvent, la lésion « porte alors sur les cornes postérieures. Or, il en était « tout autrement dans deux cas d'ataxie locomotrice « compliqués d'arthropathie où l'examen microscopique « de la moelle a été fait avec soin ; les cornes antérieu- « res de substance grise étaient dans ces deux cas re- « marquablement atrophiées et déformées et un grand « nombre des grandes cellules nerveuses, celles du grou- « pe externe surtout, avait diminué de volume ou même « disparu sans laisser de traces. L'altération se mon- « trait d'ailleurs exclusivement sur la corne antérieure « correspondant au côté du corps où siégeait la lésion « articulaire. Elle affectait la région cervicale dans le « premier cas où l'arthropathie occupait l'épaule ; elle « siégeait un peu au-dessus de la région lombaire dans « ce second cas qui présentait un exemple d'arthropathie « du genou. Au-dessus et au-dessous de ces points, la « substance grise des cordons antérieurs paraissait « exempte d'altérations. »

## Observation II (Klippel)

La nommée P...., âgée de cinquante-trois ans, ménagère, entrée à l'hôpital Pascal, le 29 mars 1885, salle B, n° 27.

*Antécédents de famille.* — Rien à noter d'important du côté de l'hérédité :

*Antécédents personnels.* — Bonne santé habituelle, nervosisme marqué.

*Début de la maladie.* — A 20 ans, brusquement, peut-être sous l'influence d'un refroidissement. A cette époque les douleurs, aujourd'hui localisées aux extrémités, se sont fait sentir également dans toutes les jointures, y compris celles des doigts et des orteils. Il n'y avait ni rougeur, ni gonflement œdémateux, ni perte de l'appétit, seulement un peu de fièvre.

Les douleurs constituaient toute la maladie.

Vives, arrachant des cris à la malade et entraînant l'impotence fonctionnelle, durée 6 mois, pendant lesquels l'amélioration se prononçait de jour en jour. Au bout de ce temps, mieux notable, mais non définitif. En somme, la guérison n'a jamais été complète. D'aiguë qu'elle était, l'affection marchait maintenant par poussée subaiguë survenant au début et à la fin de chaque période menstruelle. Enfin la gêne et la raideur finirent par persister ou par augmenter sans cesse.

Dès le début et momentanément, il y a eu, sur le dos du moins, des bosses dures œdémateuses. Peut-être il s'agissait là de ces nodosités rhumatismales sur lesquelles l'attention a été encore récemment appelée.

*Etat actuel.* — Depuis 15 jours, douleurs vives, obligeant la malade à entrer à l'hôpital.

a. Lésions articulaires. — *Membres supérieurs.*

1° *Côté droit.* — Au niveau de l'articulation métacarpo-phalangienne du pouce, gonflement des extrémités articulaires faisant une forte saillie en dehors. Au toucher on constate que le tissu est dur et confondu avec les parties voisines. Mouvements limités. On sent nettement les craquements articulaires.

L'index présente un peu de raideur dans la même articulation et dans celle qui est au-dessus. L'articulation de la 3e phalange est immobilisée. Les articulations du médius sont le siège des mêmes troubles avec un peu de déviation en dedans.

De même pour l'annulaire; l'auriculaire est plus libre, les circonstances font que la flexion des doigts est incomplète et très limitée. Déviation des 4 derniers doigts vers le bord cubital. Nulle part il n'y a de rougeur ou de l'œdème. Ankylose du poignet avec mouvements très limités et augmentation des extrémités articulaires, qui sont infiltrées d'éléments cartilagineux osseux proliférés. Craquements articulaires dans l'épaule.

2° *Côté gauche.* — A peu près même aspect; lésions prononcées aux doigts. Mouvements du poignet plus libres.

Le coude est sain des deux côtés.

*Membres inférieurs.*

1° *A droite.*—Déformations osseuses très nettes au gros orteil. Phalanges en extension forcée, subluxées d'avant en arrière et de bas en haut formant une courbe dont la concavité regarde en haut, la face plantaire du gros orteil ne pouvait plus toucher le sol. En plus de cette déviation suivant l'axe antéro-postérieur, il en existe une autre qui est latérale, de dedans en dehors de façon que le gros orteil est déjeté sur son voisin. L'articulation métacarpo-phalangienne présente par le fait une saillie en dedans, mais il est facile de voir, qu'il existe aussi à ce niveau un gonflement osseux rendant la déviation plus apparente.

A ce niveau on trouve un épiderme corné et très épais.

Les autres orteils sont plus ou moins déviés, les uns en dedans, les autres en dehors.

2° *Du côté gauche.* — Mêmes lésions qu'à droite, mais moins prononcées. Des 2 côtés, quelques craquements dans les genoux.

a) TROUBLES DE L'INNERVATION. — *Membre supérieur.*

1° *Côté droit.* — *Peau* : Aspect particulier aux extrémités digitales, près des ongles et sur le dos de la main.

Aux extrémités digitales sur la partie de la face dorsale qui avoisine les ongles, les téguments sont *amincis*, *lisses*, *luisants*, *collés* sur le squelette. Cette altération s'étend jusqu'à la partie antérieure des secondes phalanges. Sur le reste des doigts et la face dorsale de la main, la *peau est légèrement pigmentée* (coloration brunâtre), elle est amincie et à la surface de l'épiderme, on voit des plis se joignant les uns les autres et bientôt des espaces ?

Sur quelques points les cellules sont opaques et se desquament largement.

*Ongles.* — Quelques stries, friables, et loin de présenter les altérations considérables que l'on observe aux gros orteils.

*Sensibilité tactile* : normale. Léger degré d'analgésie.

*Sensibilité électrique* : diminuée, cette diminution qui existe réellement est parfaitement démontrée par comparaison avec le côté gauche, où un courant bien moins intense éveille la sensation de fourmillements.

*Les masses musculaires* sont diminuées de volume. A la main et à l'avant-bras, il existe un état de maigreur bien marqué, qui n'est pas seulement dû à l'amincissement de la peau et du tissu sous-cutané.

*La contractilité électrique* est en rapport avec cette atrophie, cependant, en employant un courant assez fort, on voit des muscles se contracter à l'avant-bras et faire relief sous la peau.

La *température* est plus élevée, la preuve en est que de ce côté droit, la température locale à l'avant-bras est de 36°, tandis qu'elle n'est que de 33° au même niveau du côté gauche. Ce phénomène semble indiquer une *parésie des vaso-constricteurs* et par le fait une dilatation vasculaire et un afflux de sang plus considérable. Ainsi, là ou les autres lésions sont plus nettes, là aussi la température est plus élevée ou, en d'autres termes, là aussi les troubles nerveux portant sur le système vasculaire sont plus intenses.

2° *Côte gauche.* — Ici, mêmes troubles, mais atténués, la température locale n'est que de 33°.

*Membres inférieurs.*

1° *A droite.* — *Peau* jaunâtre, un peu amincie, sans desquamation.

L'*ongle du gros orteil :* très déformé, recourbé et retourné de façon que son extrémité antérieure forme une sorte de bec.

Cette même extrémité libre est épaissie et se montre *feuilletée*, son épaisseur résultant de la disjonction des lamelles épidermiques devenues friables et se laissant facilement détacher.

*Les ongles* des autres orteils sont rayés et leurs extrémités sont irrégulières et friables.

La *sensibilité tactile* conservée.

Le *chatouillement* est bien perçu.

La *sensibilité à la douleur* très diminuée de ce côté.

La *sensibilité thermique* émoussée : les objets chauds et froids appliqués sur la peau n'éveillent pas des sensations que la malade puisse aussi nettement séparer et distinguer que celles que font naître les mêmes objets du côté gauche.

En effet, quand on agit du côté droit, elle dit après hésitation : « C'est un peu chaud » ou « c'est un peu froid » ; à gauche, elle dit vivement « c'est chaud » ou bien « c'est froid ».

La *sensibilité électrique* n'est pas davantage intacte, elle est diminuée.

Les *muscles* ont perdu de leur volume, la réaction électrique demandé pour se produire un courant plus fort qu'à l'état normal.

La température est ici de 28°, elle est de 29° à gauche. Un autre trouble d'origine vaso-motrice est établi par la présence sur les orteils de sueurs locales sous formes de gouttelettes, sans sensation de refroidissement perçue.

Enfin le réflexe rotulien est pour ainsi dire aboli, tandis qu'il est exagéré à gauche.

2° *A gauche.* — Les différences de ce côté avec l'autre sont que la température est d'un degré plus haute, que le réflexe rotulien est exagéré, que les autres troubles sont moins marqués qu'à droite.

Le système vasculaire n'est que très légèrement touché, on trouve à l'orifice aortique un premier temps soufflé et un peu de rigidité de l'artère radiale.

Le murmure vésiculaire a disparu et l'expiration est prolongée à l'auscultation du poumon. A la percussion le son est clair. Le malade tousse peu, mais n'a pas eu d'asthme.

Nous devons signaler pour ne rien omettre, qu'il y a un mois, survint sur les membres et le cou une éruption accompagnée de démangeaisons et de rougeur sur la peau, mais il paraît impossible de savoir exactement de quoi il s'agissait :

Eczéma, urticaire, érythème, etc., etc.

## Observation III (Klippel). Inédite

Ch.., 53 ans, journalier.

Entré le 20 juillet 1888, salle Behier, n° 20.

Syphilis il y a 30 ans, pas de crachements de sang, douleurs dans les hanches, les chevilles et les autres articulations, analogues à celles produites par un chien qui rongerait un os.

État persistant sans déformations et sans accidents jusqu'à l'hiver dernier.

Il a eu les altérations du rhumatisme chronique : œdème chronique du dos, des mains et au niveau des articulations des deuxièmes phalanges : aux pieds même état.

Eschares superficielles au sacrum ; aucun troubles dans la défécation.

*Actuellement* : œdème chronique des poignets et des mains, atrophie musculaire des avant-bras.

Mort le 14 août 1888. — Autopsie le 16 août.

*Moelle* : Il semble qu'à la région centrale il y ait un aspect rougeâtre à la limite des cordons postérieurs et au niveau du prolongement radiculaire de l'une des cornes postérieures.

*Cerveau* : sain.

Les *organes* sont en état de putréfaction.

L'un des *poumons* est adhérent et se déchire, mais on n'y voit pas trace de tubercule, pas plus que dans l'autre.

*Cœur*, normal, athérome non calcaire de l'aorte.

Vessie }<br>Rate } normaux.<br>Foie }

*Reins* : une plaque rouge vers la substance corticale avec semis de points gris ressemblant à des tubercules.

Les *muscles* sont pâles, peu atrophiés.

Les *gaines tendineuses des fléchisseurs* sont injectés.

Le gonflement articulaire des doigts devait être exclusivement causé par l'infiltration des tissus péri-articulaires, car il n'y a pas trace de gonflement osseux ni des tissus intra-articulaire.

Il n'y a pas de subluxation.

Les artères radiales sont saines.

*Nerfs* : 1° Dissociation des collatéraux des doigts.

On voit quelques fibres avec des boules typiques.

2° Dissociation du médian.

Quelques fibres avec des boules en îlots et des fibres vides.

Nous publions cette observation pour montrer que les lésions intéressant le système nerveux constaté dans ce cas de rhumatisme chronique peuvent être facilement rapprochées de celles que l'on observe habituellement dans les névrites périphériques et dans le tabes dorsal.

## Observation IV (personnelle)

La nommée Marie L..., âgée de 36 ans, salle Broca, n° 13.

*Antécédents héréditaires. — Père mort* d'affection thoracique ; *mère morte* de refroidissement ; pas de traces de rhumatisme.

*Tantes :* atteintes de rhumatisme noueux. *Enfant :* fille morte de coqueluche à l'âge d'un an (la mère avait eu cet enfant à 27 ans).

*Frères :* 3, l'aîné a été atteint de paralysie, le second souffre de douleurs depuis peu, le troisième est bien portant.

*Antécédents personnels.* — Règles irrégulières, coqueluche vers 6 ans, palpitations de cœur violentes dès 7 ans, la malade éprouve de grandes difficultés à monter les escaliers ; à 24 *ans*, *première déformation* commençant par le petit doigt et envahissant les autres petit à petit.

A. *Déformation* : Mains. 1° Droite : saillie au poignet et qui correspond au trapèze, voussure dorsale et creux de la paume de la main manifestement diminués. Déviation des doigts vers le bord cubital, subluxation des extrémités supérieures des phalanges en avant et en dedans de la tête des métacarpiens. Les trois premiers doigts ne présentent pas de déformation, mais les deux derniers ne peuvent s'étendre et présentent *une nodosité* avec *rougeur de la peau* à hauteur de l'articulation de la première et de la *Deuxième phalange.*

2° Gauche : au poignet même saillie du trapèze : *mêmes déformations* que pour la main droite mais moins accentuées ; le petit doigt seul est déformé, et comme à la main droite nodosités et rougeur de la peau.

B. *Pieds :* Déviés vers le bord externe, le bord interne est abaissé, le bord externe est élevé, grande saillie de la tête du premier métatarsien. Tous les orteils uniformément dirigés parallèlement en dehors.

*Jambes* : Forte dépression au-dessous et en dedans de la tubérosité antérieure du tibia.

En outre, le coude gauche présente au-dessous du sommet de l'olécrâne une grosseur du volume d'une lentille, dure, saillante et indolente et qui a été rouge et douloureuse autrefois. Au dire de la malade une autre grosseur identique existait autrefois sur le dos de la main droite un peu au-dessus de la tête d'un des métacarpiens, cette grosseur a aujourd'hui entièrement disparu.

*Sensibilité* normale ; piqûres, contact du froid et du chaud sont également sentis et discernés.

*Réflexes* : rotuliens un peu diminués, très obtus au coude.

*Cœur* : double lésion mitrale.

*Poumon*
*Foie* } normaux.
*Rate*

*Symptômes généraux* : Tendance aux étourdissements, ni maux de tête, ni maux d'estomac, peu de sommeil, transpiration abondante, muqueuses un peu pâles, points de coté, névralgie intercostale en ceinture. En somme, la malade ne se plaint guère que des douleurs dues à ses rhumatismes et de l'impotence fonctionnelle qui en découle ; cette impotence n'est pas absolue sauf dans les grandes crises, pour le moment elle peut encore se lever et marcher quelques minutes.

Constatons que dans ce cas de rhumatisme, les troubles tels que nodosités, troubles vaso-moteurs et déformations sont localisés dans la zone du nerf cubital d'une façon analogue à droite et à gauche, comme si ces lésions étaient sous la dépendance d'une névrite périphérique ascendante du nerf cubital en tout identique à celle qu'on observe dans diverses intoxications, comme par exemple dans la paralysie alcoolique.

## Observation V (personnelle)

Le nommé Greff, 35 ans.

*Antécédents héréditaires.* — Père âgé de 66 ans. Bien portant. Point nerveux.

Mère morte à 50 ans d'une hydropisie. Aurait eu une fois des douleurs articulaires. Pas nerveuse.

4 frères et sœurs morts jeunes, 3 de cause inconnue, 1 sœur, de la fièvre typhoïde.

5 frères et sœurs bien portants, non rhumatisants.

Aucun d'eux ne présente de nervosisme.

*Antécédents personnels.* — Rougeole dans l'enfance.

Très bonne santé habituelle ; G... n'a jamais été malade jusqu'en 1882. Il n'est pas nerveux. A cette époque il a eu une première attaque de rhumatisme articulaire, douleurs très violentes de toutes les articulations des membres inférieurs et supérieurs, y compris les doigts et les orteils, et les articulations du tronc et du cou. Il a dû rester couché 2 mois, et n'a pu reprendre son travail que 6 mois après le début.

A la suite de cette attaque le genou gauche était resté faible et douloureux ; pendant 2 mois le malade fut obligé de se servi de béquilles pour marcher, et par la suite les douleurs et le gonflement reparaissaient au niveau de cette articulation au moindre prétexte.

En 1883 le malade est obligé de rentrer à l'hôpital à cause de douleurs violentes dans le genou gauche et de douleurs plus faibles au niveau d'autres articulations des membres inférieurs et supérieurs dont le malade ne se rappelle pas très exactement la localisation. M. Duplay lui ponctionna le genou et lui fit des lavages de l'articulation, puis on lui plaça des appareils plâtrés, enfin on lui laissa pendant un certain temps, la jambe dans un appareil silicaté.

Au bout de 6 mois il put reprendre son travail, guéri.

En 1885 douleurs localisées aux 2 poignets et aux articulations des mains et des doigts. Le malade a été soigné à cette époque chez M. Legroux. C'est à cette époque que les tumeurs que l'on observe sur la face dorsale des poignets du malade sont apparues. Ces tumeurs ont toujours persisté depuis, mais elles gênaient peu le malade qui a pu reprendre son travail et n'a plus été obligé de l'interrompre jusqu'au mois de novembre 1889.

A cette époque, les articulations des mains sont redevenues douloureuses et tout travail est devenu impossible. Le 23 janvier dernier le malade se décidait à rentrer à l'hôpital.

L'attaque rhumatismale paraît avoir été subaigue et moins

violente que les précédentes. Aucune autre articulation que celles des mains n'était prise. Les douleurs étaient à peu près égales des 2 côtés.

Après quelques applications de teinture d'iode et de pointes de feu, les douleurs étaient à peu près disparues et vers le milieu de février le malade se considérait comme guéri.

Depuis, quelques douleurs l'ont repris, mais elles ont été peu violentes et ont actuellement complètement disparu.

6 mars. *État des articulations. — Membres supérieurs.* — Les doigts sont légèrement déviés sur le bord cubital de la main. Les articulations des phalanges entre elles et avec les métacarpiens sont déformées, à cause de l'augmentation de volume des extrémités osseuses qui sont globuleuses ; les mouvements ne sont pas empêchés, les doigts se ferment facilement dans la paume de la main. Il n'y apas de craquements dans les mouvements, mais le malade en a ressenti fréquemment.

Ces lésions sont à peu près les mêmes des 2 côtés, peut-être un peu plus prononcées à droite.

Les articulations des métacarpiens avec les os du carpe sont plus modifiées. A gauche on constate une mobilité anormale des articulations métacarpiennes, qui paraissent rattachées au corps par des moyens d'union très relâchés. On leur fait exécuter facilement des mouvements assez étendus dans divers sens. On perçoit des craquements au niveau des articulations du 5e métacarpien qui paraît le plus mobile. En exerçant des pesées au niveau de la face dorsale de son extrémité supérieure, on provoque des craquements très nets.

A droite mêmes lésions, mais beaucoup moins avancées. On ne perçoit pas de craquements.

L'extrémité inférieure du radius gauche est considérablement augmentée de volume surtout dans le sens antéro-postérieur dont le diamètre est d'environ 3 centim.

La tête du cubitus est augmentée de volume, mais dans des proportions moindres.

Au niveau du poignet droit on constate un épaississement

considérable de toutes les extrémités osseuses. Au-dessous de l'extrémité inférieure du radius on sent un tubercule osseux volumineux qui paraît appartenir au scaphoïde.

Le drain antéro-postérieur du radius est de 8 cent. environ. Les mouvements des poignets sont beaucoup moins étendus que normalement, surtout à droite où l'on perçoit quelques craquements.

Au niveau de la face dorsale du poignet gauche on observe une tuméfaction qui déforme considérablement la région. Cette tuméfaction est surtout notable au niveau du bord cubital de la main. Là elle affecte la forme d'une tumeur allongée, ovalaire, à grand axe long d'environ 6 centimètres et dirigé de haut en bas et un peu de dehors en dedans. Son extrémité supérieure repose sur la partie médiane de la face dorsale et de l'avant-bras, environ à deux centimètres au-dessus de l'interligne radio-carpien, son extrémité inférieure comprend la partie postérieure de la tête du 5e métacarpien. Cette tuméfaction n'a pas d'ailleurs de limites très nettes et se perd graduellement avec les tissus environnants. Elle est environ moitié moins large que longue. A son niveau on perçoit une fluctuation très nette. Elle est limitée sur la face dorsale de la main et du côté externe par une légère dépression qui la sépare d'une autre tuméfaction moins élevée et de limites moins précises qui siège au niveau de la partie dorsale et externe du corps.

Sur le poignet droit, même tuméfaction, mais ici elle est plus élevée, plus nettement séparée des parties environnantes. Au-dessous d'elle, on observe sur la face dorsale de la main un ressaut analogue à ce qui serait produit si les métacarpiens étaient reportés d'environ 1 centimètre en avant.

Il y a des sueurs locales abondantes au niveau des mains lorsqu'il y a des douleurs.

La peau est d'ailleurs peu modifiée et ne présente pas de troubles trophiques.

Les ongles ne présentent rien de particulier.

Il n'y a pas de troubles de la sensibilité.

Les bras et les avant-bras sont amaigris, à peu près également des deux côtés. Les muscles sont atrophiés et forment des masses assez flasques. Ils ne forment qu'une saillie peu notable lorsqu'ils se contractent. Le réflexes ne paraissent pas modifiés aux membres supérieurs.

*Membres inférieurs.* — Les orteils sont déviés en dehors, surtout du côté gauche, où le gros orteil fait avec l'axe du métacarpien un angle d'environ 40°. Les mouvements ne paraissent pas diminués.

Les saillies osseuses des pieds sont très marquées. Les extrémités des métatarsiens et le tubercule du scaphoïde forment une saillie très notable au toucher. Il n'y a pas de craquements sur les articulations des pieds.

Le genou gauche est un peu plus gros que le droit. Les mouvements sont limités, et il n'est pas possible de faire faire à la jambe un angle de moins de 90° avec la cuisse. Il y a des craquements dans les mouvements.

L'angle du membre inférieur n'est pas modifié.

Le genou droit et le membre inférieur droit sont sains.

Les masses musculaires de la cuisse gauche ne présentent pas une atrophie notable.

Les ongles des orteils sont déformés, notamment ceux des gros orteils qui présentent une courbe notable, recouvrant l'extrémité de l'orteil. Ils présentent également quelques lignes longitudinales et transversales, mais ne sont pas fendillés.

Il n'y a pas de troubles de la sensibilité.

Les réflexes patellaires sont plutôt augmentés.

Le cœur et les artères sont sains.

Il n'y a rien dans les poumons.

Nous ferons remarquer le début à un âge relativement peu avancé, le malade n'ayant que 27 ans ; les caractères spéciaux de la lésion, à savoir la symétrie absolue, l'indolence, l'épanchement bilatéral, qui nous permettent de superposer ce cas sur la forme hydarthrique de l'ataxie. Signalons en outre les sueurs abondantes.

Nous devons noter encore les grosses lésions du côté des os, la tuméfaction des extrémités et le relâchement si considérable des ligaments, permettant aux articulations du métacarpe d'exécuter une série de mouvements anormaux.

Enfin cette observation est un cas rare d'hydropisie des gaines dans le rhumatisme chronique.

## Observation VI (personnelle)

Elise M..., âgée de 62 ans, habitait Châlons, dans un endroit très humide.

*Antécédents héréditaires.* — Père mort de vieillesse à 84 ans. — Mère morte de suites de couche.

*Antécédents personnels.* — Malade mariée, a eu deux enfants, l'un mort d'une pleurésie, l'autre bien portant ; réglée de bonne heure, à *11 ans*, ménopause, tôt, 36 ans.

Aucun antécédent avant 52 ans, date de sa 1re attaque de rhumatisme au pied gauche.

Douleurs très intenses ; articulations très gonflées, la malade ne pouvant supporter le moindre contact et le moindre toucher à ce niveau.

Durée de l'attaque, une quinzaine de jours environ.

Un an après, deuxième attaque.

Début et localisation aux deux genoux ; durée, un mois à peu près.

Trois ans après, nouvelle manifestation rhumatismale au coude ; durée, deux mois.

Cinq ans après, la phlegmasie se montre de nouveau au pied

gauche. Toutes ces attaques de rhumatisme, sauf la première, étaient articulaires avec le tableau symptomatique de la maladie aiguë.

Les douleurs de la dernière attaque, après s'être manifestées au pied gauche, abandonnèrent cette articulation pour se porter un peu partout. D'articulaires, elles atteignirent le système musculaire avec des alternatives de rémissions plus ou moins longues.

Aujourd'hui, ces douleurs sont presque disparues, ou plutôt vagues.

Il y a un an, pendant la période aiguë de la dernière attaque, la malade fut prise de crampes avec contractures des extrémités des membres supérieurs. Cette tétanie fut de courte durée, vingt-quatre heures au plus, et se manifesta plusieurs fois dans le courant de l'année.

Actuellement, nous constatons :

*Membres supérieurs* : *A droite.* — *Peau* : coloration normale, épaissie, flasque, humectée par une *sueur* profuse, surtout à la face palmaire.

Les *troubles de sensibilité* n'existent pas.

*La contractilité de la peau est normale.*

*Le tissu cellulaire sous-cutané* peu modifié, quoique la malade ait beaucoup maigri depuis quelque temps.

*Les poils*, aucun trouble.

*Les muscles*, normaux, leurs contractions sont exagérées, ainsi que nous avons pu le constater par de très faibles courants électriques.

*La température locale* n'offre aucune modification aussi bien à droite qu'à gauche.

*Le réflexe* des fléchisseurs est exagéré.

Les ongles sont déformés, polis, nacrés et bombés ; ils présentent à leurs surfaces des stries longitudinales très accentuées, particulièrement à l'index et au pouce.

Il n'existe aucune déformation appréciable ; cependant nous devons noter une légère ankylose des articulations des doigts, dont les extrémités articulaires sont faiblement hypertrophiées.

*Les mouvements* dans les articulations du membre s'exécutent comme à l'état normal.

*A gauche.*— Les troubles sont identiques à ceux que nous avons observés à droite. Nous devons de plus signaler, que pendant son séjour à l'hôpital et à deux reprises différentes, elle a été prise de contractures des doigts avec crampes et sensation de constriction dans les membres supérieurs. Les doigts étaient fortement recourbés vers la face palmaire, emprisonnant le pouce qui était déjeté complètement au dedans.

Ces crises tétaniques n'eurent qu'une durée maxima de vingt-quatre heures, après leur cessation, il subsistait dans les membres une sorte d'engourdissement et de sensation douloureuse vague dont la durée variait entre deux et trois jours, pendant lequel laps de temps, l'impotence fonctionnelle était absolue au membre supérieur seulement :

*Membres inférieurs.*

*Troubles cutanés* et *musculaires* identiques des deux côtés et analogues à ceux observés aux membres supérieurs.

La marche est difficile chez notre malade, elle traîne ses jambes qui sont lourdes, nous dit-elle, c'est surtout en se levant le matin qu'elle éprouve de la difficulté dans la marche.

*Les réflexes rotuliens* sont exagérés, aucune déformation des membres, seulement il existe au pied gauche un léger *œdème* malléolaire probablement sous la dépendance de la lésion mitrale dont notre malade est affectée.

En outre nous avons constaté à l'œil gauche un léger œdème sous-conjonctival de la paupière inférieure.

La pupille de ce côté est fortement dilatée, tandis qu'à droite la pupille semble être à l'état normal.

De plus, comme nous l'avons déjà dit, notre malade est atteinte d'une insuffisance mitrale très nette.

Les autres viscères ne présentent rien d'anormal.

Nous nous trouvons ici en présence d'un cas de rhumatisme chronique ayant évolué avec un groupe de symptômes analogues à ceux qui forment habituellement le cadre clinique du début d'une affection purement d'origine nerveuse :

Le tabes spasmodique.

En effet nous trouvons ici des crises de contractures, du spasme musculaire, de l'exagération des réflexes tendineux, de la fatigue musculaire, de la difficulté de la marche, des troubles oculo-pupillaires sans aucun trouble de sensibilité (anesthésie ou hyperesthésie).

### Observation VII (Durante). Inédite

Le nommé Louis M..., âgé de 24 ans.

Mère morte à 34 ans, elle vomissait dans la journée ce qu'elle prenait (pas de sang), plus tard on l'a mise au lait, et après une année de maladie, son bras enfle et elle meurt dans une crise d'étouffement (cancer de l'estomac).

Père alcoolique; mort d'une mort violente.

Un frère mort à 11 mois de cholérine.

Pas d'autres enfants.

A eu la rougeole et de l'eczéma du cuir chevelu dans son enfance ; sauf cela, bien portant jusqu'à 12 ans.

A 12 ans, au mois de mai, il est pris d'une attaque de rhumatisme ? intéressant les deux genoux seulement, cela ne l'a pas empêché de continuer à marcher, mais ses genoux étaient gros, rouges, chauds et douloureux. On lui fait prendre des bains aromatiques, mais rien à l'intérieur (il n'avait pas de blennorrhagie); cette arthralgie ne s'étend pas à d'autres articulations.

Cette attaque a duré environ 2 mois mais depuis lors jusqu'à l'âge de 18 ans il lui est resté une gêne douloureuse dans les genoux.

A 18 ans deuxième attaque plus violente que la première, c'est la hanche gauche qui se prend, puis après 5-6 mois la hanche droite se prend à son tour.

(Aux genoux rien d'autre que la première douleur restant de la dernière attaque, les autres articulations ne sont pas prises).

Soit aux mouvements, soit au toucher, il éprouvait des douleurs très violentes qui le forcent à s'immobiliser au lit.

Cette attaque avait commencé en mai, en automne il y a un peu de mieux, mais en décembre il est obligé de se remettre au lit.

Les douleurs se portent sur le *coccyx*, ce qui l'empêche de se tenir debout ou assis.

Depuis la première attaque, les genoux étaient restés un peu raides.

Depuis la deuxième attaque, les hanches deviennent raides, puis s'ankylosent incomplètement, d'abord la gauche, puis la droite, l'empêchant absolument d'user de cette articulation.

Les douleurs de cette seconde attaque étaient semblables à des coups de couteaux ; dans la hanche, à de fortes *secousses électriques;* les douleurs se produisaient à chaque mouvement lorsqu'il soulevait le pied au-dessus du plan du lit, son membre se mettait à trembler fortement.

Au bout de 14 mois, il se lève avec ses deux hanches ankylosées, mais des attaques subséquentes l'empêchent de reprendre le travail.

Il éprouve de violentes douleurs *des reins,* des points de côté intenses comme des coups de couteau, lui coupant la respiration.

Les réflexes patellaires sont diminués, plus à droite qu'à gauche.

Pas d'atrophie musculaire aux membres supérieurs.

Sensibilité conservée.

Pas de phénomènes du côté du pied.

Rien au cœur.

L'eschare a actuellement la grandeur d'une pièce de cinq

francs. Elle se détruit de jour en jour, mais lentement, quoique le malade se trouve continuellement sur le ventre ; son fond est saillant et bourgeonnant, bien rouge.

Grande atrophie des membres inférieurs des deux côtés, cependant, cette atrophie s'améliore sous l'influence du massage.

5 avril. Il se plaint de son *gros orteil droit*, dans la nuit il en a beaucoup souffert de douleurs pulsatiles.

*Troubles trophiques* : on y remarque un gonflement et une rougeur siégeant surtout sur le bord interne de l'ongle, mais la dernière phalange est tuméfiée.

Au niveau du sillon unguéal se voit un point jaune recouvrant du pus (*panaris* du gros orteil).

Ce panaris est survenu spontanément depuis deux à trois jours, cet orteil avait gonflé spontanément, à plusieurs reprises et assez abondamment au niveau de la racine de l'ongle.

Il y a 4 ans il avait eu un panaris analogue des deux gros orteils, survenu sans cause et étant précédé par la chute des deux ongles. Les ongles avaient ensuite repoussé.

Au niveau du tendon d'Achille droit, on remarque comme une ecchymose ancienne, bleuâtre, et saillante comme un cal, mais moins dure qu'un épaississement de l'épiderme, à bords irréguliers mais bien limités.

Il l'attribue à la compression des bandelettes de diachylon lorsqu'on lui a fait l'extension.

Mais cela est resté identique depuis plus de 2 *mois* que l'appareil a été enlevé.

24 mai. Les deux hanches étaient restées ankylosées presqu'en extension, le 24 mai on lui a fait sous le chloroforme une immobilisation de ces articulations.

Le soir, il a 38°,6, puis descente avec oscillations les jours suivants.

On lui fait une traction mécanique continue sur les membres inférieurs, l'extension forcée sur le dos.

La température présente pendant plusieurs semaines des oscillations entre 37 et 38°.

Le 4 juin il peut faire de très sensibles flexions du tronc sur les fémurs.

## Observation VIII (personnelle)

Saunier (Marcel), 34 ans, clicheur, salle Béhier, nº 18, service de M. le professeur Ball.

*Antécédents héréditaires.* — Père mort d'accident. Mère asthmatique.

*Antécédents collatéraux.* — 4 sœurs très bien portantes.

*Antécédents personnels.* — Jamais aucune affection avant sa première attaque de rhumatisme à 27 ans.

Le début de ce rhumatisme articulaire aigu fut brusque ; l'articulation de l'épaule fut la première atteinte et en peu de temps (2 mois), presque toutes les autres articulations furent prises, même celles des vertèbres et surtout celles des vertèbres cervicales.

En même temps que les douleurs, apparut l'œdème des articulations des poignets, genoux et tibio-tarsiennes.

Soumis au traitement du salicylate de soude, au bout de 4 mois le gonflement disparaît, en même temps les douleurs abandonnent certaines articulations pour se localiser à d'autres : poignets et pieds.

Deux mois après, c'est-à-dire 6 mois après la première attaque de rhumatisme, des déformations symétriques se montrent en même temps que les douleurs s'amendent; avec la marche progressive de ces déformations aux pieds et aux mains, les douleurs finissent par disparaître complètement et aujourd'hui nous constatons chez notre malade les troubles suivants :

*Membres supérieurs.* — Les troubles et les déformations sont identiques à droite et à gauche et présentent le caractère suivant :

*La peau,* sèche, écailleuse, avec desquamation furfuracée, surtout aux avant-bras, très adhérente au niveau de l'articulation du poignet; très épaissie aux extrémités digitales, elle forme un bourrelet de chaque côté de l'ongle qui semble renfoncé dans les chairs. Brunâtre partout, sauf aux mains où elle est violacée.

Flasque et peu adhérente partout ailleurs par le fait de la disparition du *tissu cellulaire sous-cutané.*

Presque toujours froide, cette peau est encore assez sensible aux diverses expériences auxquelles nous l'avons soumise (légères piqûres d'épingles, action du froid et de la chaleur). Par places cependant, on constate quelques zones d'hyperesthésie, surtout à la face interne des avant-bras.

*La sueur* qui avait été très abondante au début de l'affection, n'existe plus.

*Les poils* sont rares, courts et frêles.

*Les ongles* sont déformés, bombés, striés longitudinalement, spécialement aux pouces et aux index, recourbés de haut en bas, en forme de crochet, amincis et très friables.

*Les réflexes cutanés* et *musculaires* sont très exagérés, et l'on assiste à une sorte de recroquevillement de la peau à la moindre action excitante.

Les vibrations de la contraction musculaire sont très visibles et se manifestent assez loin du point où on l'a provoquée.

Les réflexes péroniens également très exagérés.

*Les troubles trophiques musculaires* sont très étendus et très prononcés et, d'après le dire du malade, « il aurait commencé à maigrir du côté de la poitrine », ce qui veut dire que ce sont les pectoraux qui ont été le siège du début de cette atrophie, qui a eu une marche toujours progressive. Quoi qu'il en soit, ces troubles sont aujourd'hui fort accentués. C'est à peine si l'on peut soupçonner l'existence de ces muscles, ainsi que celle du trapèze en arrière. Le deltoïde a également subi une atrophie considérable et la tête de l'humérus exécute des mouvements bien plus étendus qu'à l'état normal.

*Aux bras*, les biceps seuls semblent avoir conservé leur volume normal et offrent un contraste énorme avec l'atrophie qui a envahi le moignon de l'épaule. L'omoplate est écartée du tronc.

Aux avant-bras, l'atrophie est assez prononcée.

Aux mains (éminences thénar seulement), l'atrophie existe, et elle est très sensible.

Les tendons des fléchisseurs, sauf celui du pouce, sont fortement rétractés. Les aponévroses palmaires tiraillées forment des brides transversalement étendues.

L'action électrique se manifeste d'une façon surprenante sur ces muscles atrophiés, au moindre contact des groupes de muscles se contractent. Cette action est nulle au niveau des pectoraux, où l'on n'observe aucune contraction malgré l'intensité assez forte que nous avons utilisée et qui provoquait des picotements douloureux à notre malade.

*Les déformations* identiques et symétriques portent surtout sur l'articulation du poignet.

La main est presque à angle droit avec l'avant-bras et tournée en dedans.

L'extrémité inférieure du radius fait une saillie énorme en arrière et en dehors ; elle descend beaucoup moins bas que celle du cubitus qui semble allongée et qui est effacée et refoulée en avant.

*Les os du carpe* n'ont plus leur situation normale.

Le pisiforme fait une saillie énorme en dedans et se trouve attiré en haut probablement par la rétraction énergique du cubital antérieur. Le tendon forme une corde tendue à la partie interne de l'avant-bras.

En dehors et en bas du pisiforme les 2$^{e}$ et 3$^{e}$ os de la 2$^{e}$ rangée du carpe sont refoulés en avant, tandis que les os de la 1$^{re}$ rangée qni leur correspondent, font une saillie très proéminente en arrière.

Les autres os du carpe sont déplacés.

Le *métacarpien du pouce* est repoussé en avant et en dedans, recouvert par les autres métacarpiens qui n'offrent aucune déformation, mais dont les extrémités sont comme boursouflées et les antérieures s'articulant à angle très oblique avec les phalanges.

Les *phalanges* présentent une lègère convexité en arrière et une concavité à la face palmaire, cette concavité est surtout prononcée au petit doigt.

Ces phalanges s'articulent très obliquement de bas haut et d'avant en arrière avec le métacarpien.

La main présente une véritable forme en bateau. Très creuse à la face palmaire avec saillie très prononcée des extrémités inférieures des métacarpiens à la face dorsale.

Les *phalangines*. La déformation n'existe qu'au petit doigt. Concavité à la face dorsale, convexité à la face palmaire. Les autres sont rectilignes.

Les *phalangettes* sont rectilignes.

Toutes les extrémités de ces petits os, phalanges, phalangines et phalangettes, sont atrophiées et la main présente bien l'aspect squelettique que l'on rencontre dans l'atrophie musculaire progressive.

Les mouvements n'existent plus dans les poignets et sont très limités dans les autres articles de la main.

Le *coude* ne présente qu'une saillie très volumineuse de l'épitrochlée qui remonte bien au-dessus des autres extrémités articulaires du coude.

Il semble qu'il y aurait eu luxation du cubitus en arrière et en dedans.

Les mouvements de pronation et de supination sont abolis, ceux de flexion et d'extension existent mais sont très limités.

*A l'épaule.* Aucune déformation, les mouvements sont au contraire très étendus.

*Membres inférieurs.* (Troubles et déformations symétriques et identiques.)

La peau présente les mêmes troubles avec desquamation plus exagérée, de plus le malade a eu des éruptions diverses aux jambes. (Il n'est pas variqueux.)

Il n'existe pas de plaques d'hyperesthésie.

Les réflexes rotuliens sont très exagérés, de même les réflexes plantaires, le plus léger chatouillement fait sauter la malade.

Le tissu cellulaire sous-cutané, les poils, la sueur, la contractilité musculaire offrent les mêmes troubles qu'aux membres supérieurs.

L'*atrophie musculaire* est également très sensible ici, les muscles ont perdu la moitié de leur volume et l'atrophie ne semble pas s'être localisée à un ou plusieurs muscles, elle s'est portée sur la masse des muscles de la jambe avec le même degré.

La *rétraction* se montre sur les extenseurs, spécialement à l'extenseur propre du gros orteil.

*Aux cuisses* l'atrophie est peu sensible et les troubles de la peau sont bien moins accentués.

Les *déformations* portent seulement sur les pieds. Le creux plantaire est très accentué. Le dos du pied très prononcé, on observe ici de véritables cordes formées par les tendons extenseurs rétractés, qui attirent à eux l'extrémité antérieure du pied, en sorte que le pied repose sur le sol par les extrémités postérieure du calanéum et antérieure des métatarsiens. Seul le petit doigt repose complètement sur le sol.

Les *phalanges* forment de haut en bas et d'avant en arrière, des angles droits avec la tête des métatarsiens.

Les *phalangines* s'articulent également à angles droits, avec les phalanges, mais d'avant en arrière.

Les *phalangettes* sont à angles droits avec les phalangines et de bas en haut.

De sorte que les doigts du pied représentent de véritables crochets recourbés en bas, de façon que la face plantaire des phalangettes regarde directement en arrière, celle des phalangines directement en bas et celle des phalanges en avant.

Les *ongles des gros orteils* sont seuls hypertrophiés et striés transversalement, l'hypertrophie est modérée et ne présente rien de bien saillant.

*Le pouce* est dévié, il a subi une véritable luxation en dedans et se trouve presque perpendiculaire aux autres doigts du pied.

L'extrémité antérieure du premier métatarsien fait donc une saillie énorme en dehors et en avant.

Au niveau des extrémités antérieures des métatarsiens et à leur face plantaire, existent *des durillons* probablement dus au contact journalier de ces parties avec le sol.

Le pied est légèrement tourné en dedans, c'est-à-dire repose sur le bord externe.

Pour terminer cette observation, mentionnons également les troubles oculo-pupillaires suivants :

Dilatation de la pupille droite, rétraction de la pupille gauche.

De plus à la partie externe du globe oculaire, nous avions remarqué un bouton épiscléral qui depuis quatre jours a complètement disparu sous l'influence du traitement (salicylate de soude).

Les viscères n'offrent rien de spécial.

Cette observation nous montre de la façon la plus évidente que les troubles trophiques, dans ce cas de rhumatisme chronique, ont évolué d'une façon identique à ceux qu'on observe dans l'atrophie musculaire progressive.

En effet, si nous nous arrêtons un instant aux différents troubles que nous avons observés, nous trouvons que :

L'atrophie musculaire;

Le frémissement fibrillaire de la peau ;

L'exagération des contractions fibrillaires des muscles et des réflexes ;

L'intégrité de la sensibilité au contact ;

L'abaissement de la température et certaines déformations, surtout celles de la main ;

Les symptômes que présentent notre rhumatisant, sont journaliers dans l'atrophie musculaire progressive.

De plus si nous ajoutons l'excès de sueur au début de son rhumatisme, les différents troubles trophiques de la peau, particulièrement cette teinte violacée des mains, les arthropathies, spécialement cette déviation particulière des pouces, les troubles oculo-pupillaires et l'absence complète des phénomènes généraux, nous aurons alors un tableau clinique identique à celui de l'atrophie musculaire progressive, surtout si nous faisons observer que des douleurs précédant ou accompagnant l'atrophie musculaire progressive ont été signalées dans deux cas par Vulpian et Grasset.

### Observation IX (personnelle)

Hal, lingère, âgée de 55 ans.

Son père est mort d'une attaque de rhumatisme, sa mère et ses deux sœurs sont mortes de la poitrine.

Réglée pour la première fois à 13 ans, l'a toujours été régulièrement depuis. Scarlatine et rougeole dans la première enfance.

A 21 ans, la malade commence à ressentir des douleurs au niveau de l'articulation tibio-tarsienne gauche, douleurs passant d'une articulation à l'autre et s'accompagnant d'un peu de gonflement avec rémissions plus ou moins longues.

*Actuellement* les déformations du *membre supérieur* sont limitées aux articulations des phalanges entre elles avec extension forcée de la 2e sur la première phalange. Celles des membres inférieurs sont plus considérables et caractérisées par une déviation du gros orteil en dehors ayant amené la luxation partielle sur le métatarsien dont l'extrémité est augmentée de volume, les autres orteils déviés également de dedans en dehors se superposent les uns aux autres.

Du côté des téguments, les troubles trophiques sont des plus marqués ; au membre supérieur droit : la peau est sèche, lisse et luisante, adhérente au niveau des articulations des doigts, c'est à peine si on trouve quelques poils sur le bras et l'avant-bras. Les ongles et les muscles de l'avant-bras ne présentent rien d'anormal.

*Aux membres inférieurs*, surtout à gauche, la peau est comme parcheminée, on ne trouve plus trace de poils sur la jambe, tandis qu'ils sont encore assez nombreux sur la jambe droite ; les ongles sont hypertrophiés, épaissis, striés transversalement, celui du gros orteil surtout est recourbé et d'une dureté remarquable.

Les sueurs abondantes au début ont cessé.

Les réflexes rotuliens et plantaires sont très exagérés, la pupille est rétrécie, des deux côtés, aucun trouble de la sensibilité, soit générale soit spéciale.

Du côté des viscères, râles de bronchite disséminés dans la poitrine.

Au cœur, souffle à la pointe, au 1er temps; dédoublement du 2e bruit.

Bien caractérisée comme rhumatisme chronique, par les douleurs et les déformations des doigts et des orteils, l'observation de cette malade se rapproche facilement aussi du tableau classique de la sclérodermie. L'état lisse, l'amincissement et la rétraction de la peau collée pour ainsi dire sur les articulations, l'atrophie et la chute des poils, l'intégrité de la sensibilité, toutes altérations bien étudiées dans la sclérodermie, par le Dr Ball, ce sont là autant de caractères qui sont communs à notre malade et aux individus atteints de sclérodermie.

### Observation X (personnelle)

Le nommé Mich., âgé de 47 ans, employé, est entré le 14 juin 1889, salle Bayle, lit nº 1.

Son père est mort à l'âge de 71 ans de traumatisme. Mère morte d'affection inconnue.

Dix frères et sœurs dont 5 morts avant l'âge de 20 ans. Les autres sont bien portants.

*Antécédents personnels.* — A l'âge de onze ans, anasarque à la suite d'un refroidissement intense. Jamais d'attaques de rhumatisme aigu. Douleurs névralgiques multiples et rebelles.

Au moment où il entre à l'hôpital, cet homme est malade depuis 18 mois. Son affection a débuté à la suite d'une émotion violente le malade a éprouvé brusquement une grande faiblesse, accompagnée de frissons. Le malade est d'ailleurs très excitable, énervé (comme il le dit lui-même).

Huit jours plus tard il commença à ressentir des douleurs occupant successivement les épaules, les coudes, les poignets et apparaissant simultanément des deux côtés.

Les membres inférieurs furent longtemps indemnes. Actuellement le malade est réellement infirme et ne marche qu'avec des béquilles.

L'articulation radio-carpienne est épaissie, douloureuse, par moment. La main est inclinée sur son bord cubital : on constate de plus sur les trois premiers doigts la flexion des deux premières phalanges et l'extension de la 3e ; sur les deux derniers doigts type d'extension complète. Les deux mains sont affectées de tremblement toutes les fois qu'elles ne reposent pas sur le lit.

La peau est sèche et squameuse. L'atrophie des interosseux, des muscles de l'éminence thénar et hypothénar est très marquée.

Tous ces troubles sont plus marqués à droite qu'à gauche, bien qu'existant des deux côtés à un degré assez élevé.

Aux membres inférieurs, on constate des altérations analogues.

Les genoux sont douloureux, empâtés, les mouvements des extrémités articulaires gonflées sont extrêmement difficiles, et on constate des corps étrangers articulaires de petit volume.

Les articulations tibio-tarsiennes sont douloureuses mais moins déforméees, les orteils présentent des déviations variées.

La colonne vertébrale ne présente aucune déformation, les mouvements des vertèbres cervicales sont douloureux et difficiles.

La sensibilité est intacte sur toute la surface du corps.

Le réflexe rotulien est exagéré des deux côtés ; on détermine facilement un peu d'épilepsie spinale.

Les mouvements du cœur sont rapides, mais l'intégrité de cet organe paraît complète ainsi que celle des autres viscères.

Le 27 juin, apparition d'une phlyctène développée sans cause appréciable à la face supérieure d'un des orteils.

Les caractères bien déterminés de douleur, de gonflement et les déviations si spéciales des mains et des doigts imposent forcément le diagnostic de rhumatisme chronique.

Mais bon nombre do points dans cette observation sont intéressants par le rapprochement qu'ils permettent avec des symptômes analogues qui sont de règle dans des affections bien connues et bien étudiées du système nerveux :

Le début brusque à la suite d'une cause morale, l'excitabilité du malade, d'une façon presque constante comme dans la maladie de Parkinson.

Le tremblement, nul au repos, l'exagération des réflexes, l'épilepsie spinale rappellent de très près la sclérose en plaques, et il est à peine utile d'insister sur l'importance de l'atrophie des muscles de la main pour la comparaison du rhumatisme chronique avec la sclérose latérale amyotrophique et l'atrophie musculaire progressive de cause myélopathique.

Enfin il n'est guère d'affections du système nerveux où ne se retrouvent les troubles trophiques analogues aux modifications de la peau et aux phlyctènes observées chez notre malade.

### Observation XI

Observation I (Thèse de Deroche). Résumée.

D.., cultivateur, 66 ans.

Aucun antécédent héréditaire.

En 1864, fracture de la cuisse gauche.

En 1869, première attaque de rhumatisme aigu (?) (épaules, coudes, poignets).

En 1874, le malade constate l'existence de craquements dans les jointures envahies 5 ans plus tôt.

En 1883, fracture du tibia gauche, arthrite et ankylose du genou gauche.

En 1889, en février, attaque de rhumatisme subaigu (épaule et coude gauches).

Au bout d'un mois le malade constate l'amaigrissement de son bras et de son avant-bras : l'impotence fonctionnelle progresse et bientôt il ne peut se servir de son bras.

État du malade au mois d'octobre.

Forte atrophie du membre dont les mouvements sont très limités.

Craquements abondants dans les articulations de l'épaule et du poignet.

Avant-bras fléchi sur le bras, doigts dans un état de demi-extension.

Contracture du long supinateur et du biceps.

Muscles et nerfs répondent à l'électrisation.

Pas de réaction de dégénérescence.

Articulation du coude douloureuse.

Pas de troubles de sensibilité du côté de la peau.

Réflexes exagérés.

Peau un peu amincie.

L'atrophie porte sur tous les muscles du membre supérieur.

En résumé, dit Deroche, il y a là un exemple remarquable de la généralisation à tout un membre de l'amyotrophie d'origine rhumatismale. L'atrophie a débuté par le deltoïde et de là s'est étendue à tous les muscles du bras, de l'avant-bras et de la main en moins de 5 mois. Amélioration notable par le traitement électrique.

## Observation XII

### Observation III (Thèse de Deroche). Résumée.

*Attaques rhumatismales aiguës et subaiguës multiples. — Amyotrophies des membres inférieurs avec état paréso-spasmodique. — État chronique de l'affection.*

X..., 34 ans, chauffeur. Mère morte d'un cancer du sein; père eczémateux.

En mars 1885, attaque de rhumatisme subaigu.

En juin nouvelle attaque, aiguë cette fois et comme la première s'attaquant surtout aux articulations des membres inférieurs.

En octobre le malade constate l'atrophie des cuisse et jambe droites.

En 1886, douleurs dans tout le membre droit.

En septembre, nouvelle attaque de rhumatisme aigu. Le

membre inférieur gauche s'atrophie et est le siège de douleur pendant toute l'année 1887. En 1888 nouvelle attaque, mais subaiguë.

Examiné par Deroche en novembre 1888, il présente une atrophie des muscles de la fesse, de la cuisse, de la jambe et du pied, plus prononcée à gauche. Conservation de la contractilité électrique; exagération des réflexes tendineux très marquée; trépidation épileptoïde des plus nettes. Pas de réaction de dégénérescence.

Toubles de la sensibilité : zones d'hyperesthésie sur la face externe des jambes et des cuisses ; douleurs le long du sciatique et du crural.

Développement exagéré du système pileux.

Craquements articulaires, déformation des orteils.

Impotence fonctionnelle très accusée, car aux phénomènes amyotrophiques et spasmodiques se sont joints des phénomènes de parésie musculaire notable, qui se sont *surajoutés depuis un an* seulement.

« Cette observation est intéressante, dit Deroche, car elle montre chez le même individu réunis l'amyotrophie, l'état spasmodique des muscles, une parésie, des troubles trophiques, de l'hyperesthésie cutanée, le tout ayant succédé à de nombreuses attaques de rhumatisme aiguës ou subaiguës. La maladie a évolué lentement, elle a mis près de quatre ans à atteindre le degré qu'elle possède aujourd'hui et qu'elle semble devoir garder. »

Nous ferons suivre ces deux observations des réflexions suivantes : Nous sommes en présence de deux cas tout à fait comparables aux amyotrophies en général et surtout aux amyotrophies d'origine centrale dans lesquelles la réaction de dégénérescence est beaucoup moins marquée et peut même manquer. Du reste l'atrophie des muscles est accompagnée de tout un cortège symptomatique de la plus haute valeur : secousses, crampes, tremblement, trépidation épileptoïde, exagération des réflexes, qui se rencontrent toujours dans les amyotrophies du type Aran-Duchenne et de la sclérose latérale amyotrophique par exemple. Nous relevons encore dans ces observations l'atrophie de la peau (obs. I), les troubles de la sensibilité cutanée, les douleurs névralgiques et surtout le développement exagéré du système pileux (obs. II), mais nous donnons surtout ces deux observations comme types de myopathies.

Nous ferons remarquer en outre que ces deux observations sont muettes sur les complications viscérales. Peut-être faudrait-il, avec M. Lancereaux, regarder les attaques aiguës qu'ont présentées ces deux malades, comme des attaques aiguës de rhumatisme chronique. L'âge où apparut chez le malade de l'obs. I la première attaque (45 ans) serait encore en faveur de cette opinion. Pour Deroche au contraire ces deux malades sont regardés comme ayant éprouvé des attaques de rhumatisme articulaire aigu avant d'en avoir les formes chroniques.

## Observation XIII (personnelle)

La nommée Zélie C..., âgée de 46 ans, couturière, entrée le 4 février 1890, salle Chomel, lit n° 7.

*Antécédents héréditaires.* — Père atteint de rhumatisme à l'âge de 50 ans.

Mère morte du choléra ; femme forte et bien portante, sauf maux de tête.

*Antécédents personnels.* — Rougeole étant enfant ; santé

bonne jusqu'à 16 ans lorsqu'elle a commencé à travailler dans les mines de charbon.

Elle eut alors des douleurs articulaires avec gonflement et fièvre, ce qui l'obligea de garder le lit quatre semaines. Elle est restée trois ans dans les mines et pendant ce temps eut plusieurs poussées de rhumatisme.

Enfin elle a dû quitter ce métier pénible et vint à Paris travailler dans une fabrique de papier.

A Paris, par suite de mauvaise hygiène et de fatigues, elle n'a jamais eu une très bonne santé.

Éruptions cutanées multiples et mal définies.

*Début.* — Il y a deux ans, nouvelle poussée aiguë débutant par les mains, puis gagnant les pieds et les genoux et durant un mois, nouvelle attaque quelques mois plus tard. Séjours successifs à Ivry, Lariboisière puis Laënnec.

A son entrée elle était en pleine poussée de rhumatisme qui ne s'est calmée qu'après deux semaines.

Depuis son entrée le 4 février elle a eu plusieurs poussées de la sorte.

Les douleurs siègent surtout aux mains, qui devenaient raides, fusiformes et douloureuses au toucher et au moindre mouvement provoqué.

Ces accès se calmaient après quinze ou vingt jours de traitement et d'immobilisation.

*État actuel.* — État général relativement bon, appétit diminué.

L'auscultation du cœur ne révèle pas de lésion. Les autres fonctions se font bien.

La malade se lève tous les jours et marche à l'aide d'un bâton mais péniblement.

Les déformations sont surtout localisées aux membres supérieurs.

*Membres supérieurs.* — Les deux mains sont raides ; les doigts fusiformes, étendus sur les métacarpiens présentent de légères inflexions en sens inverse des diverses phalanges. Il y a atrophie assez considérable des éminences thénar et hypothénar.

Les tissus sont empâtés et augmentés de volume autour des poignets.

La peau sur toute la face dorsale des deux mains, mais surtout à partir de la racine des doigts, est papyracée, amincie, luisante et adhérente.

La malade dit avoir la face dorsale des mains toujours en sueur, et c'est ce qu'on constate en effet.

Les *ongles* sont striés dans le sens longitudinal.

L'index fléchi sur son métacarpien est en extension forcée dans le reste de son étendue.

La tête du métacarpien fait une forte saillie sur le dos de la main.

Le médius offre une flexion de la dernière phalange sur la deuxième.

L'annulaire fortement déjeté en dedans présente une légère flexion de la deuxième phalange.

L'auriculaire est fléchi à angle aigu sur le bord cubital de la main, et en avant avec flexion de la deuxième phalange sur la première.

Les ongles sont striés en long et dans le sens transversal la face dorsale est le siège de sueurs locales.

*Membres inférieurs.* — Les phénomènes précédents sont moins accusés sur les pieds.

La peau y est écailleuse, et les ongles offrent des sillons bien plus marqués surtout transversalement.

Il y a raideur et presque immobilisation des jointures et empâtements périarticulaire : pas de douleurs continues mais des poussées de temps en temps.

Les doigts sont raides, écartés l'un de l'autre et déjetés vers le bord intérieur du pied.

Le dos du pied est le siège d'une transpiration profuse limitée aux orteils et à la partie inférieure des métacarpiens ; la malade se plaint de la chaleur intolérable qu'elle éprouve à ce niveau, chaleur telle qu'elle a enlevé la partie supérieure de ses bas, et de secousses musculaires dans les membres.

Les poussées aiguës ou subaiguës n'ayant laissé aucune trace viscérale survenant pour la plupart à un âge où le rhumatisme articulaire aigu vrai n'est plus commun, nous semblent devoir être considérées comme des poussées subaiguës de rhumatisme chronique analogues à celles qu'à décrites M. Lancereaux ; nous retrouvons également au minimum les lésions unguéales et cutanées décrites par le même auteur tandis que l'atrophie des éminences de la main, les secousses musculaires nous rappellent de tous points les grandes lignes de l'atrophie type Aran-Duchenne et de la sclérose latérale amyotrophique. La déviation de la main en dehors avec flexion de la deuxième phalange sur la première ; la sensation de chaleur intolérable du niveau des membres, sont de règle dans la maladie de Parkinson et il est à peine besoin de rappeler la fréquence des troubles de la sécrétion sudorale dans nombre de maladies nerveuses.

---

# TROUBLES TROPHIQUES DU RHUMATISME CHRONIQUE

En résumé, l'examen et le rapprochement de ces diverses observations nous montrent combien sont variés, combien sont fréquents ces désordres, que nous avons appelés la menue monnaie du rhumatisme chronique; peu importants à première vue, quelques-uns d'entre eux exigeant même pour leur constatation de minutieuses recherches, ils tiennent cependant une grande place dans la symptomatologie du rhumatisme chronique.

C'est ainsi que la peau est souvent atrophiée, lisse, luisante, comme vernissée ; tantôt épaisse, blanchâtre, fendillée, squameuse, elle présente parfois une teinte cyanotique très accusée ; elle offre ici des plaques pigmentaires indépendantes des traumatismes et plus ou moins étendues, ailleurs une ou plusieurs plaques de vitiligo. Elle est le siège d'éruptions multiples, érythèmes, herpès, zona, pemphigus. Les vaisseaux présentent un développement exagéré, les veines sont variqueuses. Le tissu cellulaire sous-cutané est tantôt épaissi, tantôt, au contraire, il a tout entier disparu ; la peau se trouve alors comme adhérente, comme collée aux parties profondes et aux os, surtout à la face interne des tibias ; on a le tableau complet de la sclérodermie. Ailleurs, le tissu conjonctif est le siège d'un véritable œdème surtout autour de l'articulation tibio-tarsienne.

Les ongles présentent des lésions très accusées. « Ces lésions se montrent sous trois formes, tantôt l'ongle est hypertrophié, luisant; il présente des cannelures profondes dans le sens transversal, parfois suivant sa longueur; il se recourbe suivant son grand diamètre, de sorte que son extrémité libre s'applique intimement sur la pulpe digitale; il est alors tout à fait comparable à la queue de l'écrevisse; — tantôt il est volumineux surtout au niveau de son extrémité libre, mais ferme, squameux, fragile; — tantôt enfin il est desséché, il se ratatine et finit par tomber spontanément (1).

Les poils tombent ou, au contraire, s'épaississent; la calvitie en fer à cheval est caractéristique; les paupières sont atteintes de blépharite chronique qui entraîne la chute des cils.

Du côté des aponévroses on voit survenir des rétractions (rétraction de l'aponévrose palmaire); il en est de même des tendons.

Les os présentent tantôt l'état éburné, tantôt ils sont le siège d'une véritable raréfaction, d'une ostéoporose

(1) Ces cannelures transversales ont été étudiées depuis longtemps par Beau, Peter et par notre maître, le professeur Ball, à la suite des affections aiguës des maladies graves. Elles sont dues à la dystrophie qui en résulte, et leur constatation peut devenir un renseignement précieux; certains sujets oublient quelquefois de parler d'une maladie antérieure qui peut être décelée par la présence de cannelures unguéales. Nous avons vu souvent notre maître diagnostiquer une maladie antérieure avec la date, basée sur le développement de l'ongle. Dans les affections aiguës comme dans le rhumatisme chronique, cette lésion est donc bien sous la dépendance d'un ralentissement de la nutrition.

quelquefois très prononcée ; les ostéophytes, qu'il ne faut pas confondre avec les tophus, accompagnent l'un et l'autre état.

Du côté des articulations, le cartilage diarthrodial se détruit et sa disparition est la cause des craquements articulaires. Les franges synoviales s'ossifient et deviennent l'origine de corps étrangers articulaires.

Les muscles s'atrophient, se contracturent, ou sont le siège de crampes, d'élancements douloureux ; dans un de nos cas, nous avons constaté une synovite avec épanchement qu'on peut rapprocher d'une manifestation semblable dans le tabes.

La sensibilité est souvent altérée : anesthésie ou hyperesthésie, hypalgésie ou hyperalgésie ; la sensibilité tactile est d'ordinaire intacte.

On constate des troubles de calorification : la température locale est ordinairement abaissée. Les sueurs sont tantôt profuses comme chez les alcooliques et plus rarement diminuées (1).

(1) Voir Lancereaux. *Union médicale*, 5 juin 1890.

Tous ces troubles trophiques nous semblent être sous la dépendance du système nerveux. C'est ce qui résulte pour nous de la comparaison des lésions analogues survenant dans le cours d'un grand nombre de maladies nerveuses proprement dites, ou d'autres affections générales, intoxications ou maladies constitutionnelles dans lesquelles l'influence du système nerveux est admise par tout le monde. C'est l'opinion exprimée par M. Besnier dans la phrase suivante de son excellent article sur le rhumatisme (D. D., p. 685). « Pour nous ce rhumatisme articulaire chronique, osseux, l'ostéo-chondrite rhumatismale chronique ne diffère des précédentes formes du rhumatisme articulaire chronique que par le fait de l'action plus spéciale des conditions étiologiques ou héréditaires qui réalisent, probablement par une action plus profondément marquée sur le système nerveux trophique des désordres plus profondément et plus exclusivement articulaire, à ce point que l'analogie apparaît manifeste entre quelques-unes d'entre elles et les arthropathies nerveuses.

« Que ces dernières, en effet, émanent d'une lésion des centres d'une altération traumatique où spontanée des nerfs, elles n'en présentent pas moins, malgré les différences anatomiques incontestables qui ont été signalées avec plusieurs des affections rhumatismales des caractères non pas identiques mais assez analogues pour attirer vivement l'attention et montrer la nécessité d'une étude générale et nouvelle de toutes ces altérations, dans une direction différente de celle qui a été suivie jusqu'ici. »

Et plus loin (p. 688) : « C'est dans ce but que nous insistons pour notre part sur les analogies que présente le rhumatisme osseux avec quelques altérations de nutrition des extrémités articulaires d'origine nerveuse; toutefois, quelque importance que nous attachions au rôle que peut jouer dans la genèse de ces lésions le système nerveux, nous ne sommes en aucune façon, disposés à distraire du rhumatisme les altérations du rhumatisme osseux déformant pour les rattacher aux arthropathies nerveuses. Le système nerveux en cette occurrence, ne nous apparaît que comme l'intermédiaire actif mais secondaire, existant entre la cause supérieure, le rhumatisme, la maladie rhumatismale et les déterminations articulaires ou viscérales et cela pour les formes ou variétés sans exceptions du rhumatisme aigu ou chronique, articulaire où abarticulaire. »

Or cette analogie si frappante entre les manifestations articulaires de rhumatisme chronique et les arthropathies nerveuses est bien plus évidente encore entre les troubles abarticulaires du rhumatisme et les troubles trophiques que nous pouvons relever dans un certain nombre de maladies nerveuses.

Prenons quelques exemples :

Les arthropathies du tabes, si bien étudiées par Charcot, Ball, Joffroy sont au point de vue anatomique, identiques à celles du rhumatisme. Ce sont, la même raréfaction du tissu osseux, la même résorption des cartilages d'encroûtement et des surfaces osseuses avoisinantes, le même épaississement de la synoviale, les mêmes fongosités, les mêmes concrétions ossiformes; enfin, il peut là encore apparaître quelques ostéophytes à la périphérie de la surface osseuse érodée. Il n'y a guère de différence que dans le degré des manifestations, ainsi dans le tabes, c'est le processus destructif atrophique qui prédomine : l'ostéoporose, la destruction des têtes osseuses expliquant la fréquence des fractures spontanées, l'emporte sur le processus formatif, et les végétations osseuses les ostéophytes sont rares dans le tabes. Sans doute aussi c'est à la variété hydarthrose que se rapportent les manifestations articulaires tabétiques, tandis que l'arthrite sèche est de règle dans le rhumatisme chronique ; l'épanchement expliquant la laxité ligamenteuse et la production des luxations si fréquentes dans le tabes.

Mais la forme avec épanchement se rencontre aussi dans le rhumatisme, et nous en rapportons un exemple frappant, l'épanchement ayant occupé même les gaines tendineuses (obs. V).

Le professeur Charcot, cependant, nie tout rapport entre l'arthrite sèche et les arthropathies tabétiques. Pour lui, l'arthropathie tabétique est purement atrophique, mais la coïncidence des bourrelets ostéo-cartilagineux, de franges synoviales ossifiées, de corps étrangers articulaires, d'ostéophytes n'est qu'une complication. « Cette forme hypertrophique de l'arthropathie tabétique ne serait l'apanage que de sujets prédisposés, d'une certaine façon d'arthritiques ou de sujets issus d'arthritiques (leçons du mardi).

Si donc l'identité des lésions articulaires peut être discutée, jetons les yeux sur les troubles cutanés.

Dans le tabes comme dans le rhumatisme chronique nous retrouvons la décoloration de la peau, la desquamation, la teinte grisâtre comme dans le pityriasis et l'ichtyose (Fournier); le vitiligo (Dunkan Bulkley); l'ichtyose (Ballet et Dutil).

Certains tabétiques éprouvent aussi un certain nombre de sensations anormales : sensation de raideur, d'agacement dans certains groupes musculaires, sensations de froid..... Ils se plaignent de cette sensation de constriction périthoracique en étau que Pinel avait déjà signalée chez les rhumatisants.

A côté des douleurs fulgurantes caractéristiques, les ataxiques éprouvent des troubles de la sensibilité plus durables qui ont la plus grande analogie avec le rhumatisme. Vulpian en donne la description suivante : Les douleurs, ils les comparent à des morsures violentes, à des déchirements, à des arrachements des chairs ; ils disent qu'il semble qu'on leur enfonce une tige de fer, un clou en lui imprimant des mouvements de rotation, ou bien encore, telle ou telle région de leurs membres leur semble violemment serrée comme par une lame de fer (douleurs en bracelets, en brodequins, en anneaux).

Les douleurs siègent dans tel ou tel point de la cuisse, de la jambe, du pied ou du bras, ou de l'avant-bras, ou de la main, soit au niveau des jointures ; dans ce dernier cas, ce peuvent être de véritables artralgies plus ou moins intenses. Ces douleurs, tout en étant passagères, le sont beaucoup moins que les premières ; parfois même, elles offrent une durée notable.

On voit ces douleurs qui persistent soit avec une intensité constante, soit avec des alternations et des exacerbations alternatives pendant plusieurs heures et même plusieurs jours.

La diminution de la sensibilité faradique de la peau a été signalée dans le tabes par Drosdoff.

Dans le tabes on peut voir aussi survenir des atrophies musculaires ou des contractures (Pierret et Voisin).

Sans doute, la diminution des réflexes est la règle dans l'ataxie ; mais à côté du signe de Westphal, on peut aussi trouver quelquefois de l'exagération des réflexes (Vulpian), cas habituel dans le rhumatisme.

Des troubles vaso-moteurs, tels que : érythèmes, ecchymoses (Strauss), purpura (Faisans), des éruptions cutanées se rencontrent aussi dans le tabes (V. Leloir et Patarlier, thèse, 1884). Dans un cas de Grasset, se trouve signalé le tremblement.

Comme dans le rhumatisme chronique, la sudation peut aussi être modifiée ; il y a tantôt sécheresse de la peau, tantôt hyperhydrose.

Dans le type héréditaire de Friedreich, quand la maladie est parvenue à ses dernières périodes, ne retrouve-t-on pas les phénomènes de parésie, de contractures, d'atrophie des muscles et quelquefois de tremblement.

Le tabes spasmodique, à sa première période, ne nous

montre-t-il pas les parésies, puis les spasmes, la trépidation spontanée ou provoquée, les contractures, l'exagération des réflexes.

Dans l'atrophie musculaire progressive, à défaut des troubles de la sensibilité qui manquent le plus ordinairement, nous sommes frappés des ressemblances suivantes : atrophie des éminences thénar si marquée chez quelquesrhumati sants (voir observations) ; modifications de la température au niveau des parties atrophiées : cyanose et hypothermie ou au contraire, sueurs ocales et élévation de la température.

Si les arthropathies sont rares, on a noté l'atrophie des os et de la peau (Bénédickt), des congestions cutanées et de l'œdème du tissu cellulaire (Robert). Vulpian a signalé un prurit intense et des éruptions lichénoïdes et herpétiformes, et Balmer, des éruptions diverses, des sueurs abondantes, des hémorrhagies et des congestions sous-cutanées, de l'urticaire.

Ballet (*Progrès médical*, 19 mai 1883. Note sur un trouble trophique de la peau observé chez les tabétiques), se basant sur trois observations, s'arrête aux conclusions suivantes :

1° Qu'on peut observer chez les tabétiques des troubles trophiques permanents du côté de la peau ;

2° Que ces troubles trophiques sont fort différents, quant à leur physionomie et aux particularités de leur évolution ;

3° Que l'état icthyosique est au contraire une dystrophie à évolution lente vraisemblement progressive ;

4° Que cette dystrophie se traduit par une sorte d'épaississement de la peau, avec coloration de la peau plus où moins foncée, laxité des téguments, desquamation de l'épiderme, dont les débris s'accumulent quelquefois pour former de véritables écailles à la surface du tégument.

5° Que les points où ce trouble trophique s'observe sont toujours ceux au niveau desquels on a constaté des troubles marqués de la sensibilité, douleurs fulgurantes, anesthésie, hyperesthésie au froid, à la piqûre, quelquefois au simple contact.

Les extrémités et surtout les supérieures semblent être les parties les plus fréquemment atteintes ;

6° La chute des ongles et leurs altérations indiquées par Joffroy, Pitres, etc., semblent un simple cas particulier de cette dystrophie cutanée.

Nous trouvons signalés dans ce travail, outre l'ichtyose, le vitiligo ou la teinte grisâtre de la peau, la chute des ongles et le trouble de la sensibilité. En effet, outre l'anesthésie plantaire, à laquelle Duchenne fit jouer un si grand rôle, on peut trouver dans le tabes des zones d'anesthésie sur diverses parties du corps (Oulmont), anesthésies qui peuvent être généralisées, symétriques, avec certains points d'élection et dont la fréquence serait de 17/20 et des zones d'hyperesthésie, sans parler de cette hyperesthésie de la peau qui tient lieu de douleurs fulgurantes (Charcot).

A un degré plus prononcé que chez les individus du même âge, les rhumatisants chroniques présentent cette atrophie du maxillaire avec chute des dents qui les rapproche des tabétiques.

L'atrophie musculaire progressive peut être divisée en atrophie myélopathique et en atrophie neuropathique ; à la première variété appartient le type Aran-Duchenne, à la seconde, les différentes formes héréditaires. Or, d'après Erb, les deux grands caractères distinctifs de ces deux variétés, sont les contractions fibrillaires et la réaction de dégénérescence. L'existence de ces deux signes caractérise les amyotrophies d'origine spinale : atrophie musculaire progressive (type Aran-Duchenne), paralysie spinale infantile, poliomyélites antérieures aiguës, subaiguë ou chronique, forme amyotrophique de la syringomyélie...

Or, dans nos observations, nous trouvons notée l'existence de ces contractions fibrillaires ; toutefois l'absence de réaction de dégénérescence est la règle. Mais Charcot explique ce fait en admettant que vraisemblablement il existe une forme plus grande d'atrophie musculaire articulaire qui s'accompagne alors des lésions organiques, les cas communs au contraire, étant liés à un trouble dynamique. Ce symptôme, contraction fibrillaire, acquiert donc pour nous, à défaut de la réaction de dégénérescence une importance pathogénique considérable.

Dans le rhumatisme chronique, nous retrouvons aussi nette que dans la sclérose latérale, amyotrophique, la combinaison de la parésie du spasme, de l'atrophie, de la contracture avec les déformations qu'elle entraîne, nous retrouvons les contractions fibrillaires, l'exagération des reflexes, la trémulation, la trépidation épileptoïde, parfois même la lipomatose.

Hormis la réaction de dégénérescence, le tableau symptomatique de la sclérose latérale amyotrophique serait complet.

N'a-t-on pas du reste noté la résistance des muscles atrophiés aux courants électriques.

Ces mêmes symptômes rapprochent le rhumatisme de l'hémiplégie spinale spasmodique.

La pachyméningite cervicale hypertrophique s'accompagne en plus de troubles de la sensibilité.

Nous pouvons rapprocher certains cas de rhumatisme chronique de l'ostéite déformante ou maladie de Paget. Richard s'est efforcé, avant nous, de mettre en relief la parenté qui existe entre ces deux affections : augmentation de volume des os (un de nos malades, planche n° 1, avec ses gros poignets, peut nous servir d'exemple), affaiblissement musculaire, développement exagéré du système veineux, etc.....

De même, nous voyons l'acromégalie s'accompagner quelquefois de l'augmentation de volume des os longs (avant-bras). Les muscles diminuent de volume, soit par macilence, soit par atrophie ; il y a de la parésie, des troubles de la sensibilité, des douleurs spontanées comme dans le rhumatisme chronique.

Le vitiligo, la disparition du tissu graisseux souscutané, le sclérème de la peau qui peut succéder à quelques attaques de rhumatisme, n'a d'analogues que dans les lésions de la sclérodermie.

Les sensations de chaud et de froid, le tremblement musculaire même à petites oscillations, la déformation de la main rabattue, la déviation des doigts vers le bord cubital, les crampes, les contractures, ces mouvements alternatifs de flexion et d'extension qui peuvent se passer dans les doigts, tous ces symptômes sont très voisins (s'ils ne sont pas tout à fait identiques), de ceux qu'on observe dans la maladie de Parkinson confirmée.

Le rhumatisme chronique présente le tableau complet des symptômes qui caractérisent les polynévrites, à ce point même qu'on a pu présupposer l'existence de névrites périphériques, hypothèse que l'anatomie pathologique a vérifiée (Pitres et Vaillard) dans certains cas.

C'est ainsi qu'il y a presque identité entre la symptomatologie du rhumatisme chronique et celle de la paralysie alcoolique. Dans les deux cas, nous constatons l'atrophie musculaire, les rétractions tendineuses, la conservation ou l'exagération des réflexes tendineux, le tremblement, les crampes, les soubresauts des tendons, les troubles parétiques, les sueurs, les perversions de la sensibilité, les plaques d'anesthésie ou d'hyperesthésie, la diminution de la contractilité électrique, et l'absence de réaction de dégénérescences. Notons seulement que dans l'alcoolisme, il n'existe pas de contractions fibrillaires, pas d'hypertrophie ou de pseudo-hypertrophie musculaire. Cette similitude se trouve d'ailleurs clairement reconnue dans la description suivante de la paralysie alcoolique (Charcot. Leçons du mardi, 1889, p. 540).

« On ne s'étonnera pas de voir fréquemment les brides fibreuses périarticulaires et des raccourcissements de tendons se produire dans la paralysie alcoolique, si l'on remarque, ainsi que M. Lancereaux et moi l'avons fait ressortir, que les troubles trophiques sont chose vulgaire dans les membres inférieurs chez les sujets atteints de paralysie alcoolique, et c'est là une circonstance qui pouvait être prévue dans un cas où le point de départ de la paralysie est une lésion inflammatoire des nerfs périphériques. De fait, les troubles vaso-moteurs, l'œdème, l'empâtement, les lésions des ongles, la peau lisse, sont fréquents dans les parties où siège la paralysie alcoolique. »

Nous bornerons là ce parallèle entre le rhumatisme et les affections qui relèvent bien manifestement du système nerveux. Nous croyons avoir suffisamment établi la démonstration que certaines manifestations du rhumatisme chronique, malgré l'incertitude des constatations anatomo-pathologiques, sont bien réellement d'ordre nerveux; ce sont tout au moins des troubles fonctionnels et des recherches ultérieures, appuyées sur des améliorations de la technique, permettront peut-être de découvrir des lésions matérielles. Il résulte de ce parallèle, que ces recherches sont en tout cas bien légitimes.

---

## PATHOGÉNIE

Si, maintenant nous cherchons une explication physiologique de tous ces troubles trophiques, nous verrons que la science est loin d'être fixée sur ce point. Jusqu'à nos jours, les observateurs ont été surtout frappés par les atrophies musculaires qui viennent compliquer les lésions articulaires, et c'est la pathogénie de ces atrophies que nous devons surtout passer en revue.

1re *Théorie*. — Tout d'abord on a vu dans l'immobilisation, immobilisation par la douleur, immobilisation par les appareils, la cause même de ces atrophies. Mais cette théorie est abandonnée aujourd'hui, depuis qu'on a observé l'apparition de l'atrophie au bout de quelques jours de repos seulement, et l'integrité musculaire chez des malades condamnés à l'immobilité pendant plusieurs mois.

2e *Théorie*. — L'atrophie est amenée par l'anémie vasculaire, par la compression des vaisseaux qui se rendent au muscle. Cette théorie, défendue par J. Roux, s'adaptait surtout aux compressions vasculaires dans les cas d'hydarthrose, où le liquide épanché peut amener un gonflement notable de l'articulation. Elle s'applique mal au rhumatisme chronique, dans lequel les lésions sont surtout celles de l'arthrite sèche et ne déterminent pas de gonflement extrême. Tous les auteurs ont, du reste, constaté que le degré d'atrophie n'est nullement en rapport avec le degré des lésions articulaires. Enfin, elle n'explique nullement les atrophies siégeant à une grande distance de la jointure malade.

3e *Théorie.* — Il y a insuffisance de nutrition des muscles due à ce que les matériaux nutritifs qui leur sont destinés sont détournés vers les tissus articulaires (Gosselin). Mais cette théorie n'explique pas encore les atrophies à distance.

4e *Théorie.* — Il y a une myosite par propagation, c'est la théorie de Lasègue, Sabourin, Duplay et Clado. Elle est passible des mêmes reproches que la précédente, et l'atrophie n'est nullement en rapport avec le degré de l'inflammation articulaire.

5e *Théorie.* — Il y a une névrite de voisinage. — Nous avons déjà donné les conclusions du travail de Pitres et Vaillard, d'où il résulte que ces lésions des nerfs sont inconstantes et qu'elles ne sont, quand elles existent, nullement en rapport avec l'intensité des phénomènes atrophiques. Comment dans ce cas expliquer l'absence de la réaction de dégénérescence.

6e *Théorie.* — Pour Brown-Sequard, il s'agit d'une action réflexe s'exerçant par l'intermédiaire de la moelle sur les nerfs vaso-moteurs, des muscles frappés d'atrophie. Cette théorie a été réfutée par Vulpian. Cet auteur doute que la constriction vasculaire réflexe pût être suffisante à produire des altérations musculaires. C'est ce qui résulte de nombreuses expériences physiologiques. Quand on électrise un nerf, si on examine en même temps le muscle auquel il se rend, c'est à peine si pendant l'électrisation, il se produit un changement notable dans la coloration du muscle. Disons toutefois que pour M. Marie, le grand sympathique pourrait jouer un rôle dans la pathogénie de l'acromégalie.

Ainsi que le fait remarquer Deroche, si ce procédé d'explication pouvait rendre compte de l'atrophie, il n'expliquerait nullement les autres phénomènes de parésie, paralysie, anesthésie, etc...

7e *Théorie.* — Vulpian admet aussi la théorie réflexe, mais il professe que l'atrophie est la conséquence du retentissement de l'irritation articulaire sur les centres trophiques de la moelle. C'est la théorie qu'a défendue Charcot et qu'il a établie sur de nombreuses preuves cliniques. Charcot a en effet montré que très souvent l'atrophie ne s'étend pas indifféremment à tous les muscles situés au pourtour d'une jointure malade, qu'habituellement elle se limite aux muscles extenseurs, que l'intensité et l'étendue de l'atrophie musculaire ne sont pas en rapport fixe avec l'intensité de l'arthropathie ; enfin qu'en général, cette atrophie survit à l'affection articulaire.

C'est la théorie que nous admettrons également comme la seule satisfaisante. Elle seule, en effet, rend compte et de l'atrophie musculaire, et de la paralysie ; des spasmes, des contractures, des contractions fibrillaires, de l'exagération des réflexes, des troubles de la sensibilité, des phénomènes cutanés (vaso-moteurs ou trophiques). C'est elle qui a permis à M. Charcot d'expliquer les contractures musculaires et consécutivement les déformations qui constituent un des grands caractères de la maladie et lui ont valu le nom de polyarthrite déformante.

Elle nous permet d'expliquer encore comment les atrophies musculaires peuvent siéger à distance des articulations malades.

Mais peut-on localiser cette intervention de la moelle dans un point déterminé du névraxe. Charcot a démontré l'existence des centres trophiques dans les cornes antérieures de la moelle. Or, dans l'immense majorité des nécropsies, dans les expériences de laboratoire, on n'a pu trouver dans la moelle de lésions appréciables, et si cette théorie reflexe est vraie, il nous faut admettre qu'une modification purement dynamique de la moelle peut entraîner par action réflexe des lésions aussi multiples des divers tissus. Nous avons déjà vu que M. Charcot attribuait l'absence de la réaction de dégénérescence à ce caractère purement dynamique du trouble médullaire.

De même, Erb (1) considère comme une hypothèse fondée, irréfutable, dans l'état actuel de nos connaissances, celle qui consiste à admettre que de simples troubles

(1) Voyez Raymond. Mal. du syst. nerveux, p. 376.

fonctionnels des centres trophiques de la moelle peuvent entraîner des altérations anatomiques appréciables des appareils moteurs placés sous leur dépendance.

Mais cette hypothèse de l'action réflexe vient d'être soumise par M. Raymond (1), au contrôle de l'expérimentation.

M. Raymond, expérimentant sur des chiens, injecte dans l'articulation du genou une solution de nitrate d'argent, ou une petite quantité d'essence de térébenthine, et produit ainsi une arthrite suppurée ; consécutivement il voit survenir, de l'impotence fonctionnelle accompagnée bientôt d'atrophie, de l'exagération des réflexes, de l'exagération des contractions idio-musculaires, de l'exagération de l'excitabilité faradique. Au contraire, si préalablement à l'irritation articulaire, on brise l'arc réflexe, en sectionnant les racines postérieures des nerfs, on constate l'abolition des réflexes, de l'anesthésie et de l'analgésie, et l'absence d'atrophie musculaire. D'où cette conclusion : « Une lésion articulaire expérimentale n'exerce pas d'influence dystrophique sur les muscles, quand les racines postérieures qui concourent à l'exercice de la réflectivité de ces organes contractiles sont sectionnées ou détruites ».

8e *Théorie*. — M. Bouchard fait du rhumatisme chronique une maladie névrotrophique (v. p. 22 et thèse 1890, Crèvecœur).

En résumé, pour la plupart des auteurs, le rhuma-

(1) RAYMOND. Pathogénie des atrophies musculaires. *Revue de médecine*, 10 mai 1890.

tisme chronique produit des lésions articulaires qui déterminent, par action réflexe, des atrophies musculaires dont l'intensité n'est nullement en rapport avec l'intensité de l'arthrite. Pour Lancereaux, au contraire, l'arthrite ne préexiste pas à l'atrophie musculaire ; elle pourrait même faire défaut. Mais le rhumatisme chronique est un état constitutionnel, englobant la goutte elle-même, qui porte son action principale sur le système nerveux et donne lieu à un certain nombre de symptômes, tous d'ordre trophique, et qui intéressent à la fois les os, les articulations, les aponévroses, les muscles, la peau avec ses annexes.

Pour nous, nous ne prendrons pas part dans le débat. Étudiant dans un hôpital de chroniques, observant par conséquent des malades en pleine période d'état, nous n'avons pu surprendre la maladie à son début et constater si, comme le dit M. Lancereaux, l'arthrite peut être postérieure aux lésions musculaires. Nous avons bien essayé de montrer quelle analogie profonde existait, à notre point de vue, entre les lésions articulaires du rhumatisme et les arthropathies nerveuses. Mais nous nous sommes heurté à l'opinion contraire de M. Charcot, dont nous n'avons pas à louer la compétence en pareille matière. D'autre part, ce que nous connaissons des réflexes, nous oblige à la plus grande réserve. L'intégrité des articulations au début d'un rhumatisme chronique, peut n'être qu'apparente, et nous savons que ce sont souvent les irritations les plus superficielles qui provoquent les troubles réflexes les plus variés et les plus accentués.

# CONCLUSIONS

I. — Le rhumatisme chronique bien que succédant parfois au rhumatisme aigu n'est pas avec lui en rapport de fréquence qui permette de voir entre eux une corrélation de cause à effet.

II. — Bien que la lésion articulaire soit celle qui attire l'attention à première vue, il existe en plus un nombre considérable de symptômes secondaires en apparence, mais qui par leur réunion acquièrent une réelle importance.

III. — Ces symptômes secondaires peuvent presque tous se grouper sous le titre de troubles trophiques.

IV. — Ces troubles trophiques sont absolument semblables à ceux qui se rencontrent dans les affections du système nerveux central. L'étude des réflexes et de la sensibilité permet également ce rapprochement que tendent à confirmer les recherches expérimentales et quelques examens anatomo-pathologiques.

# INDEX BIBLIOGRAPHIQUE

**Sydenham** (1666-1789). — *Opera omnia*, t. I, sect. VI, ch. V. Rhumatismes.

**Saillant**. — T. LVIII. *Journal médic. et pharmacie*, 1782.

**Landré-Beauvais**. — Doit-on admettre une nouvelle espèce de goutte (goutte asthénique primive). Th. Paris, 1800.

**Ph. Pinel**. — *Médecine clinique*, 3e édit., 1815, p. 299 et 321.

**Haygarth**. — *A clinical history of diseases*. London, 1805; *A clinical history of the nodosity of the joints*. London, 1813.

**Thomel**. — *Essai sur le rhumatisme*. Th. Paris, 1813.

**Cullen**. — *Médecine pratique*, 1819.

**Lobstein**. — *Traité anat. path.* T. II, p. 207.

**Colles**. — *Dublin Journal of med. sc.* July, 1839.

**Adams**. — *Cyclop. of Anat. and Phys.*, 1839.

**Bouillaud**. — *Traité clinique du rhumatisme*. Paris, 1840.

**Hardy** et **Béhier**. — *Traité path. int.*, 1858, t. III.

**Hatier**. — Th. 1852.

**Deville**. — *Bulletin Soc. anat.*, 1848-1850. Étude pour servir à l'histoire de l'affection dite « goutte asthénique primitive ».

**Broca**. — *Bulletin Soc. anat.*, 1850.

**Charcot**. — *Étude pour servir à l'histoire de l'affection décrite sous le nom de goutte asthénique primitive, nodosités des jointures, rhumatisme articulaire chimique (forme primitive)*. Th. Paris, 1853.

**Trastour**. — *Du rhumatisme goutteux chez la femme*. Th. de Paris, 1853.

**E. Vidal**. — *Considérations sur le rhumatisme articulaire chronique primitif*. Th. Paris, 1855.

**Plaisance**. — *Étude monographique sur le rhumatisme chronique primitif*. Th. Paris, 1858.

**Fuller**. — *On rheumatism. rheumatic gout. and sciatic*. London, 1860.

**Vergely.** — *Anat. Path. du rhumat. art. progressif.* Th. Paris, 1866.

**Jaccoud.** — *Cliniques médic. de la Charité.* Paris, 1867.

**Garrod.** — *The nature and traitment of gout.* Traduit par Ollivier, annoté par Charcot, 1867. Dernière édition.

**Charcot.** — *Leçons sur les maladies des vieillards,* 1868.

**H. Besnier.** — Art. Rhumatisme. *Dict. encyclop. des sc. médic.,* 1876.

**L. Vignas.** — *De l'atrophie musculaire consécutive au rhumat., à la goutte, aux arthropathies ataxiques.* Th. Paris, 1880.

**Debove.** — Note sur les atrophies musculaires d'origine articulaire. *Progrès méd.,* 1880, p. 1011.

**Joffroy.** — Traitement du rhum. chronique par l'électricité. *Arch. gén. de méd.,* 1881.

**Charcot.** — Leçon clinique. *Progrès méd.,* 24 juin 1882.

**Homolle.** — Art. Rhumat. *Dict. Jaccoud,* 1882.

**Ch. Bouchard.** — *Maladies par ralent. nutrition.* Paris, 1882.

**L. Weber.** — Nervous origin of chronic art. rhumat. *Méd. News,* 17 nov. 1883.

**Lancereaux.** — *Traité de l'herpétisme,* 1883.

**Rendu.** — Art. Goutte, *Dict. Dechambre,* 1884.

**Descosse.** — Th. Paris.

**Klippel.** — Des accidents nerveux du rhumat. chronique et de la goutte, *Annales méd. et chir. franç. et étrang.* Paris 1885.

**Pitres** et **Vaillard.** — Névrites périph. et le rhumat. chronique, *Revue de médecine,* 1885.

**Deligny.** — Des troubles nerveux chez les arthritiques, *Lyon méd.,* 1886.

**Garrod.** — A contribution of the Therry of the nervous origine of rheumatoide, arthritis, *Lancet.* London, 1887, t. II, p. 1066.

**Mayet** et **Cuilleret.** — Troubles trophiques liés au rhumat. noueux. *Lyon méd.,* 1888.

**G. Ballet.** — Des spasmes musculaires consécutifs aux lésions rhumat. chroniques des jointures. *Bull. et mém. de la Soc. méd. des hopitaux de Paris,* 1888, p. 271-274.

**Charcot.** — *Leçons du mardi,* 1888-1889.

**Bourdillon.** — *Psoriasis et arthropathies.* Th. Paris, 1888.

**Klippel.** — Th. Paris, 1889.

**Rhymond.** — *Maladies du système nerveux,* p. 376.

**Lancereaux.** — *Union méd.,* 1889, nos 118, 128, 145, 151 ; *ibid.,* 1890, no 3.

**Deroche**. — Th. Paris, 1890. *Sur les amyotrophies réflexes d'origine articulaire.*

**Raymond**. — *Rev. méd.*, 1890. Pathogénie des atrophies musculaires. *Revue de médecine,* 10 mai 1890.

**Crèvecœur**. — *Consid. générales sur la pathol. du rhumat. artic chronique.* Th. Paris, juin 1890.



IMPRIMERIE LEMALE ET Cie, HAVRE

## A LA MÊME LIBRAIRIE



IMPRIMERIE LEMALE ET C^ie, HAVRE

www.ingramcontent.com/pod-product-compliance
Ingram Content Group UK Ltd.
Pitfield, Milton Keynes, MK11 3LW, UK
UKHW020255220726
13923UKWH00002B/938